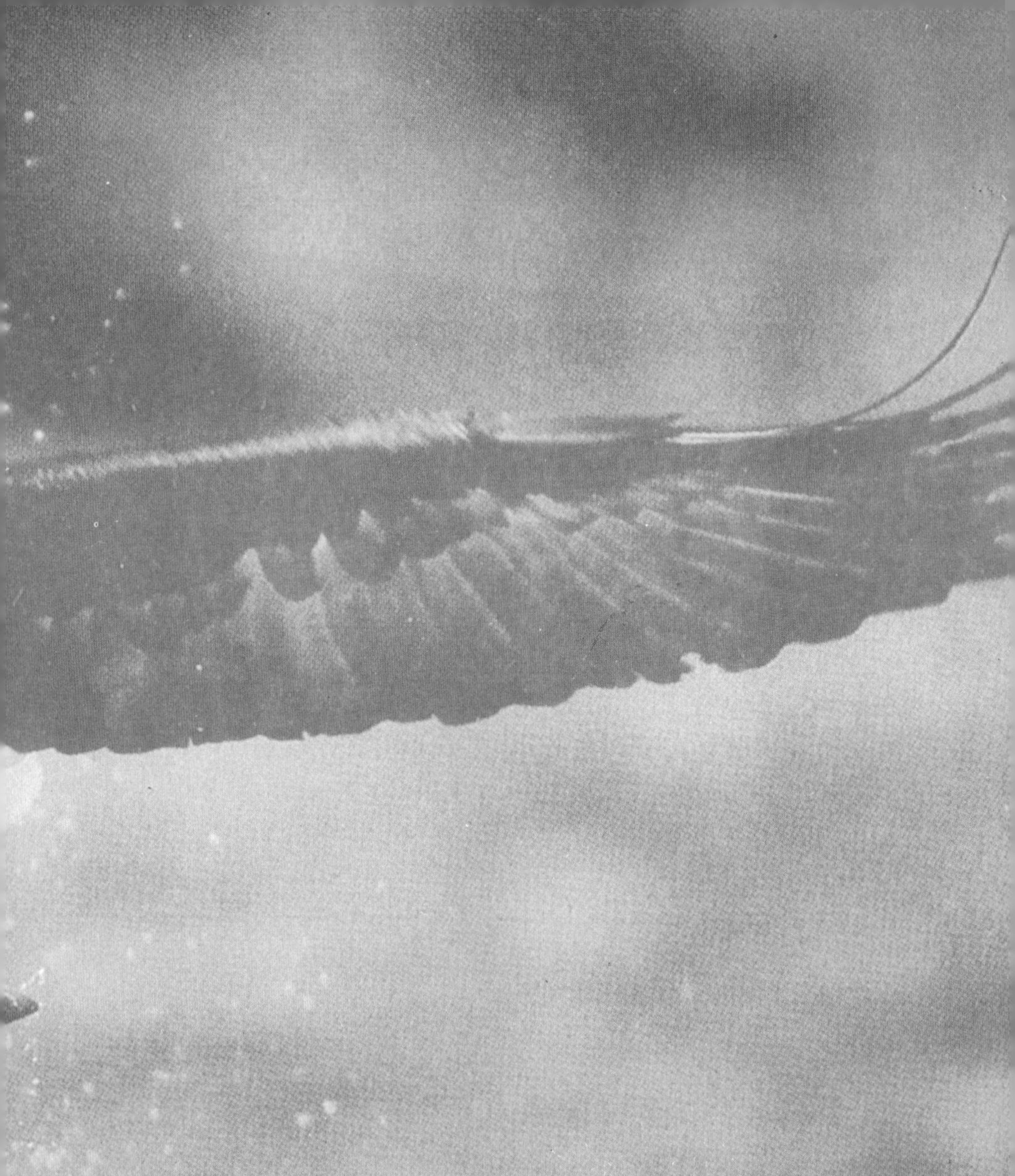

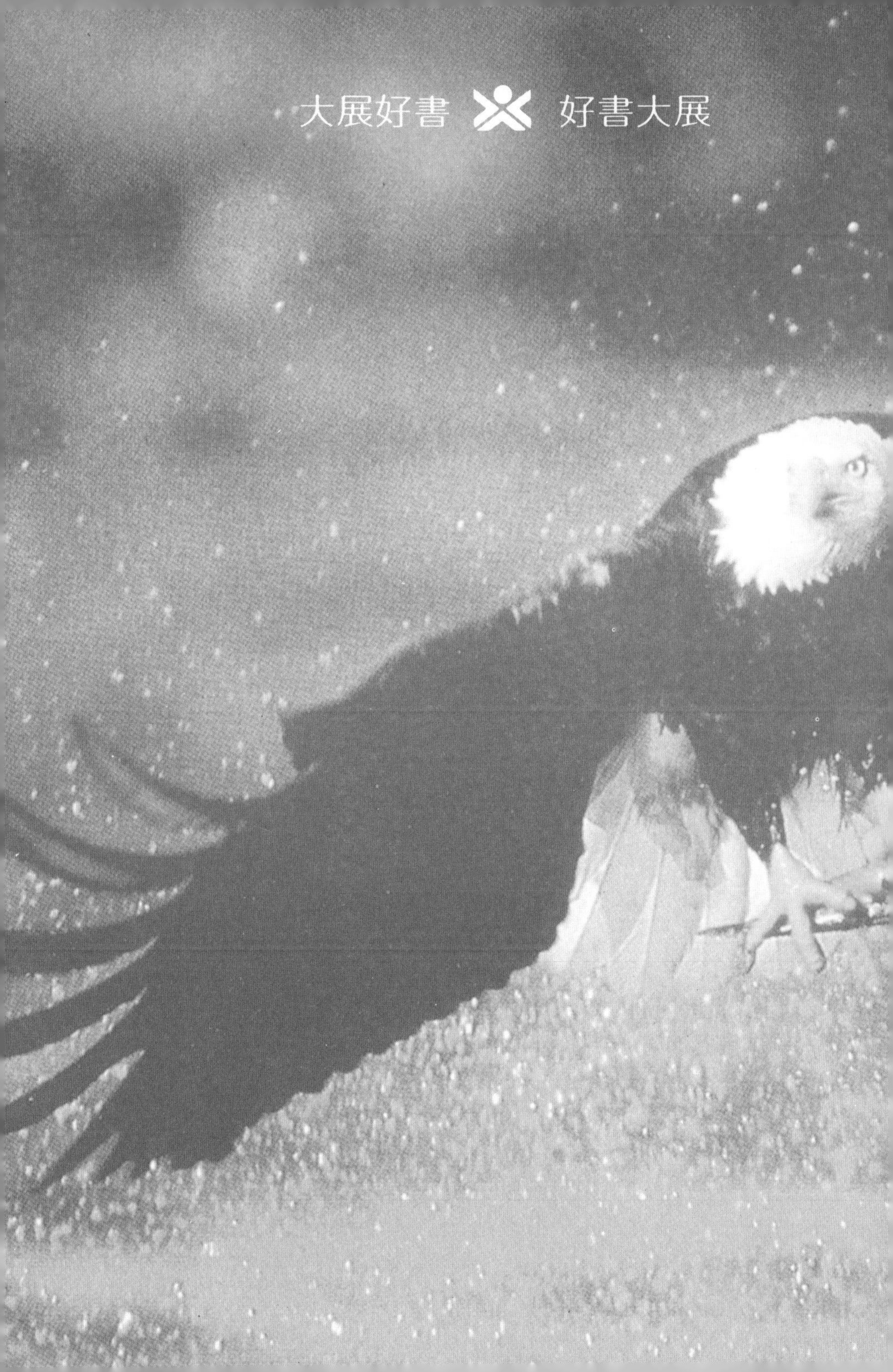
大展好書 好書大展

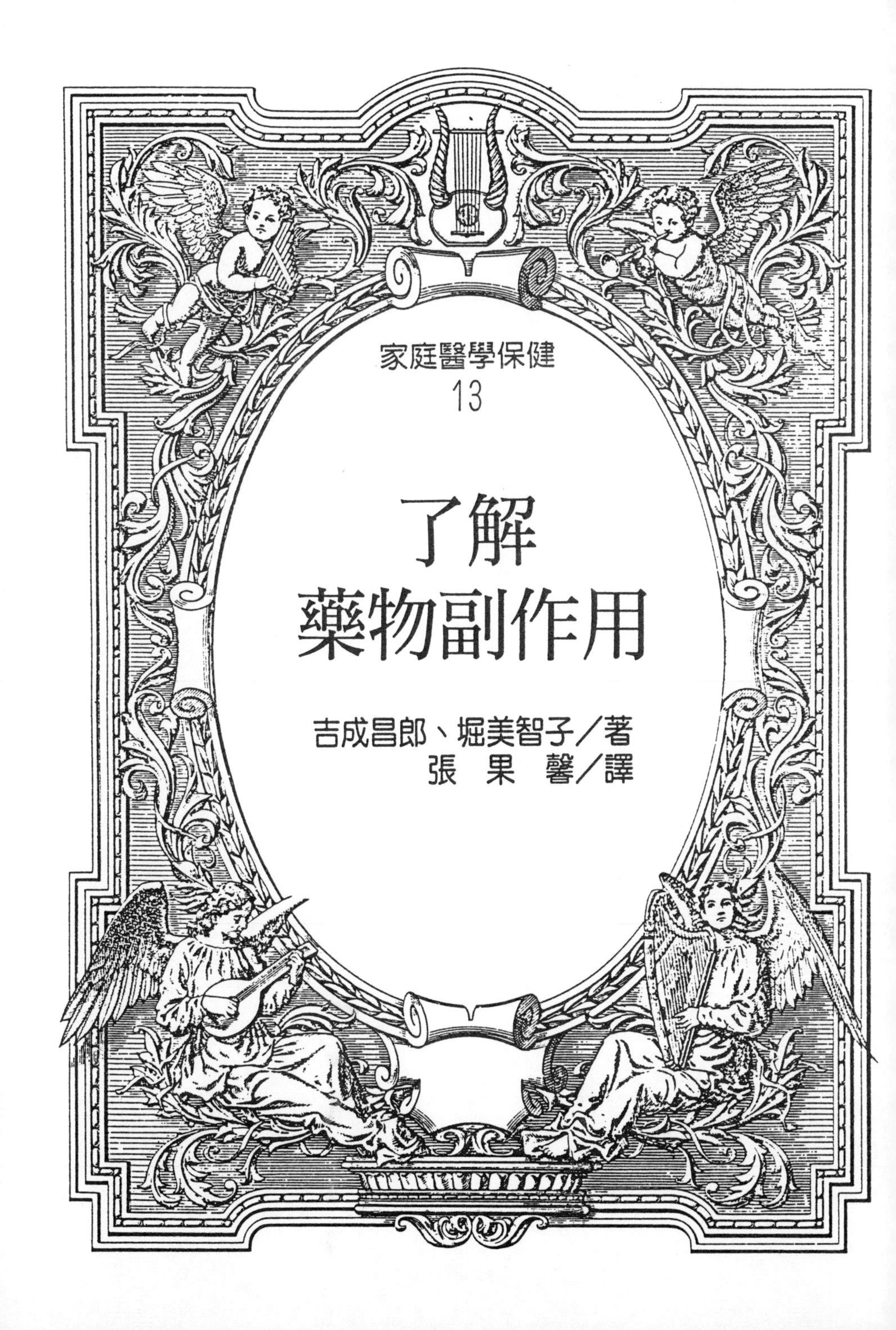

家庭醫學保健

13

了解
藥物副作用

吉成昌郎、堀美智子／著

張 果 馨／譯

前言

對於藥物的副作用所應該具備的觀念，將在序章中加以說明，希望在一開始的序章中，各位就能夠概略性地了解副作用的意義。對於藥物，要具備幾個重要的基本觀念，首先是當藥物進入體內後，就會傳達到全身。第二，對身體而言，幾乎所有的藥物都是異物。是造成身體困擾的物質。

但是，一旦生病或受傷時，為了治療，必須要使用藥物。身體會因某種理由而在某部位出現異常。

然而，人體本身的恆常性（生物體恆常功能），就是一種能夠維持身體健康平衡的力量。這種身體的功能能夠動員所有的機能，使異常轉變為正常。如果身體依然無法恢復正常，則無法消除的異常，就會形成疾病。

這時，就要借助異物的力量來消除異常（恢復、治癒），亦即使用藥物。

藥物隨著血液循環於全身，於所到之處發揮其能力（作用），這種能力對於異常部位產生目的性的結果，就是藥物的主要作用。但是，另一方面，對於非異常的其他部位，亦即正常部位產生作用，於是給正常部位帶來麻煩，這就是藥物的副作用。

就理論上而言，產生主要作用的狀況，就是所謂的有效性，如果副作用甚少，這就是屬於安全性的藥物。根據有效性與安全性的平衡，來判斷藥物的有用性。

日本厚生省對於藥物的判定，十分的嚴格，因此各個藥廠在進行藥物的研究時，以抑制藥物的副作用，提高主要作用的效率為著眼點。

換言之，被認定合格的藥物，必須是具有某種水準以上的有用性。而其有用性的標準，依疾病種類的不同而有不同。以抗癌劑為例，有些藥物具有較多的副作用，不過，有些副作用幾乎是不用擔心的。

關於副作用的問題，備受世界各國矚目，因此這一方面的資訊多不勝數。在國內，副作用的問題，也經常被提出來檢討。因此，我們對於藥物的安全性及有效性，也需要有概略性的了解。不過，副作用的發生，會依患者個人的病情經過、生活環境、性格等影響而有不同，因此，想要全盤正確地掌握副作用是不可能的。

由於藥物擁有無法避免副作用的本質，因此，在預防上，必須要儘量收集患者曾經使用過藥物的情報，防範副作用的發生於未然，或能夠及早發現，在輕微症狀時期就加以治療，這是非常重要的一點。

希望各位讀者能夠了解藥物的副作用，此乃本書出版的主要目的。最後，對於協助本書出版的長尾義弘先生，致以十二萬分的謝意。

大阪醫科大學附屬醫院藥劑部長　吉成昌郎
帝京大學藥學部醫藥情報室　堀美智子

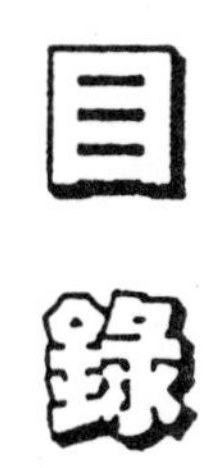
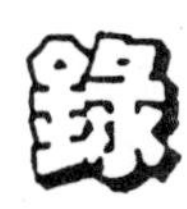

目錄

第二章　降壓劑

其　他

第五章　關於副作用的問答

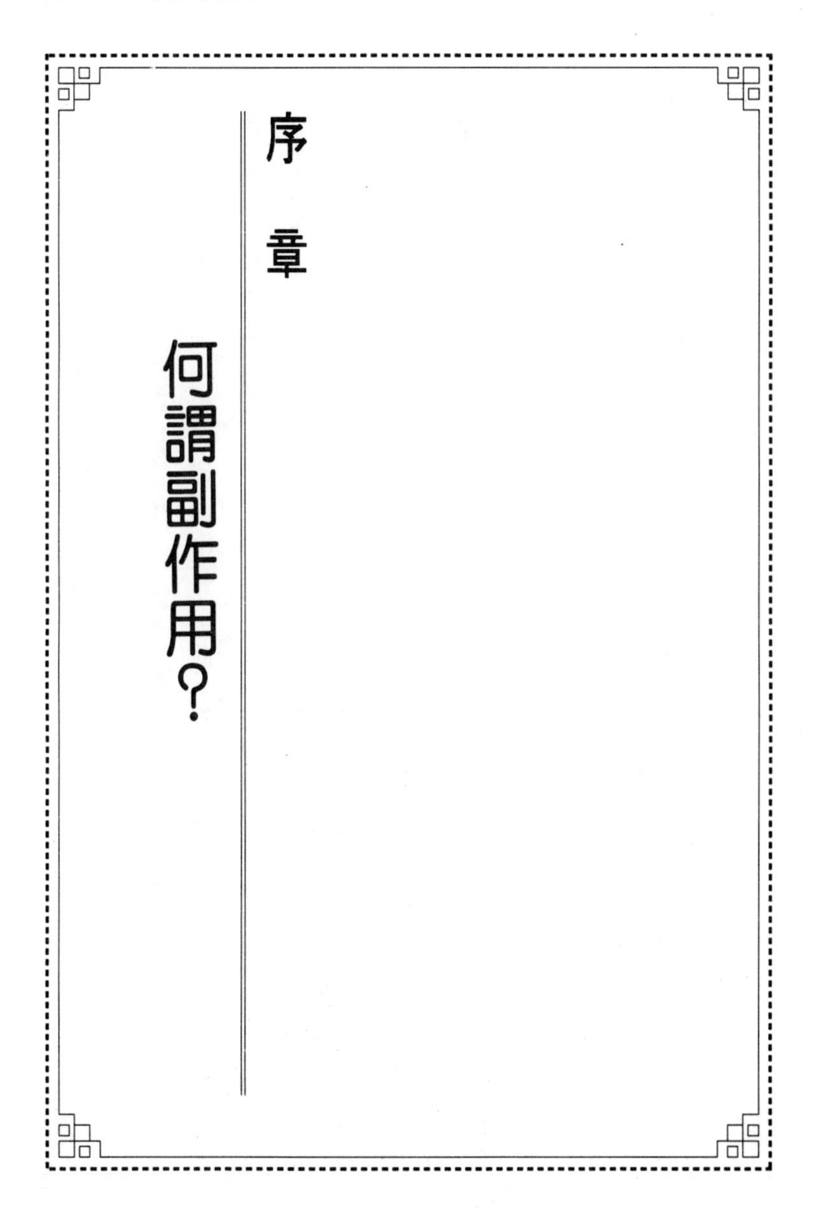

序　章

何謂副作用？

藥物是雙刃劍，好壞都得接受

我們人類的身體與生具有自然治癒力。雖然感覺體調不佳，但卻會在不知不覺中復原。同時，輕傷即使置之不理，也會自然地痊癒。因此，有一些人根本就不需要依賴藥物，我們真羨慕這些人能夠擁有健康體。

任誰都不希望服藥，但是在現實的生活中，沒有藥物就無法生存，這種說法一點也不誇張。當生病或受傷時，為了治癒而必須使用藥物。甚至有些人終其一生，必須同時服用數種藥物來維持生命。對於這些人而言，藥物是維持生命不可或缺的物質。

不過，藥物在維持生命的同時，也具有副作用，真可謂雙刃劍。任何一種藥物，都具有其危險性。越是有效的藥物，其危險度也越高。但是，如果太過在乎其危險性，對於手邊的處方捨棄不用或中途停用，那麼疾病就無法治癒，無法恢復健康。對於寶貴的生命來說，必須要同時接受藥物正反兩面的作用。

越是害怕藥物副作用的人，越是要了解到這一點。只要擁有正確的常識，就不會再害怕藥物的副作用了，也不會在恐懼之下而任意地停藥。只要遵從醫生的指示服藥，就可以減少副作用之害。即使出現副作用，也能夠冷靜地處理。像這樣，希望所有的藥物都能夠對人類產生最大的效用。關於副作用，我們將做更進一步的說明。

藥物循環於全身而產生副作用

例如感冒時服用鼻炎用的藥物，確實奏效，鼻水與噴嚏都停止了，但在這同時，卻也經歷到全身無力、眼睛酸澀、口乾舌燥、排尿困難的痛苦，這是對於抑制鼻水、噴嚏十分有效的抗組織胺劑中的抗膽鹼作用所引起的症狀。

為何會出現這種非目的的不必要症狀（副作用）呢？

我們吃下的藥物，會循環於體內，在每個部位產生作用。很遺憾的是，到目前為止，尚未開發出只對目的作用（主作用）奏效而無副作用的藥物。

服用的藥物會在人體的胃、腸溶化，尤其在十二指腸到小腸的部分被吸收。經過門脈，進入肝臟，而在肝臟進行解毒（藥物代謝）。一部分未解毒的藥物進入了血液，經由血液循環，到達身體各部位，產生了效果。亦即未被肝臟解毒的藥物產生了效果。像這樣，再經由尿、糞便、乳汁、汗、唾液、淚、呼吸而排出到體外。不過，一部分的藥物再度被身體吸收，於體內循環多次而消失。

在這樣的結構中，任何部位都有可能產生副作用。

前面我們只舉鼻炎用藥的例子來說明罷了，如果同時使用兩種以上的藥物，則所產生的副作用更是難以想像了。

正如前述的鼻炎用藥一般，患者使用後引起腹痛，再服用鎮痙劑，終於停止腹痛的發作，並消除鼻炎的症狀。不過，取而代之的，卻是口乾舌燥、眼睛酸澀，排尿困難，甚至引起便秘。這可能是因為藥物的抗膽鹼作用（胃腸的運動變得緩慢，抑制唾液，胃液等的分泌，使瞳孔放大的作用）強力發揮效果所致。

像這樣，有的藥效過強，有的完全無效，或只有一種藥有效等，這種種的不合狀況，會使得身體的某部位感覺不適。這可能是併用其他藥物所產生的副作用，或使用目的完全不同的兩種藥物所致。一旦這些藥物進入體內，則可能會在身體的某個部位產生問題。

例如，雖然出現抗膽鹼作用所引起的副作用，但因為沒有其他特別的疾病，所以並沒有出現不快的症狀。但是對青光眼的人而言，可能會因此而使眼壓升高。對於前列腺肥大的人而言，可能會因排尿困難而加重病情。因此，要了解自己的疾病與所使用的藥物。因為疾病而前往醫療機構或藥局時，要將自己的病情與所使用的藥物詳細地告知醫生或藥劑師。

在醫療上併用兩種以上的藥物時，會考慮到藥物的相互作用，盡可能做適當的組合以提昇其主要作用，抑制其副作用。

相互作用並非只存在於藥物之間，像藥物與食品、藥物與飲料（咖啡、酒、口服液等），也具有相互作用。問題在於攝入口內的物質的成分。只要了解對自己而言必要的藥物之成分及其作用，則就容易掌握與其併用的藥物（或食品）的禁忌。

引起副作用的八大要因

並非每個人都會出現相同的副作用，會因年齡、身體狀況等要因而有不同。因此，我們不能斬釘截鐵地說，「這個藥物具有這種副作用」，正確地說，應該是「在這種情況下服用這種藥物會產生這樣的副作用」。

左右藥物產生副作用的要因如下：

①**心**……對於某種疾病而需要服藥的病人，給予他們普通的粉末，比較其與眞藥之間所產生的效果。結果發現與出現服用真藥同樣的效果，甚至也同樣出現引起胃腸障礙的副作用。因此，只要病人認為有效，即使只是普通的粉末，也能產生與真藥相同的效果，甚至出現可能會發生的副作用。這就是安慰劑效果（心理的效果）。

②**年齡**……出生後六～九個月的嬰兒，以及六十歲以上的高齡者，特別容易產生副作用。這是因為新生兒肝臟的解毒機能尚未完全發揮，而高齡者因為身體臟器機能衰退所致。

③**體格**……一般成人的用藥量，是以體重五十～六十公斤的人為基準來計算的。但並非說體重一百公斤以上的人就要服用兩倍的藥量。體重一百公斤的人，有的是脂肪少而屬肌肉型的人，有的則是脂肪、水分較多的人，必須要依個人體格來調節藥物的用量。如果未能根據體格來調節藥量，就會引起副作用。

④性別……即使身高、體重相同，但是男女對於藥物的反應有所不同，這也是產生副作用的要因之一，不容忽視。

⑤遺傳的要素……這個要因所引起的副作用，主要是藥物過敏和特異體質性藥物反應。前者是對藥物引起異常免疫反應（排斥反應）。後者是先天性欠缺藥物代謝酵素，對於藥效過於敏感，只要使用微量，就會引起副作用。但是一般的人不會出現這種反應。

⑥暫時性的體調或病態……所謂暫時性的體調，是指對飲食或嗜好品的習慣。據報告顯示，平時抽煙的人，一旦戒煙，則本來能夠奏效的氣喘藥會引發心臟狀況異常。此外，作用於中樞神經的藥物，對於情緒不定或依疲勞程度的不同，而產生過強、或過弱的藥效。甚至於已經停用的藥物所殘留的作用（利血平＝降壓劑），可能會與之後所使用的藥物產生相互作用。

所謂病態的情況，則例如在下痢時服藥，但由於吸收不良而無法展現藥效。胃潰瘍的患者，不可以使用易造成潰瘍的阿斯匹靈或imdomethacin等。

⑦懷孕……特別是已經懷孕三個月的女性，要注意藥物會造成胎兒畸形的危險性。

⑧承受性……長期大量地使用同一種藥物，會產生對藥物的承受性，使得藥物無法發揮作用。像藥物中的痲黃素等，很容易產生承受性，必須要留意。

以上大致舉出會導致藥物的副作用發生的八大要因。不論如何，藥物多少都會引起副作用。以下的第一～四章，對各種藥劑可能引起的副作用做詳細的說明。

第一章

安眠藥／精神疾病用藥／對劇痛有效的止痛劑／解熱鎮痛消炎劑

閱讀前的導引

從本章開始到第四章中，請找出自己服用的藥物（或經常服用藥物）的項目。找到之後，請參考「疾病與藥物的結構」，藉此得知藥物是用在何種疾病之上，並且了解疾病與症狀是如何產生的？深刻了解使用藥物的目的，就能了解副作用的產生。其次，關於「副作用的結構」，我們會對各種藥物的主要副作用做詳細的說明。在這同時，請各位確認一下自己所使用的藥物之名稱、成分與一般名稱及商品名。

〈例〉　成分的一般名稱　商品名稱……含有 triazolam 成分的商品是 halcion

● triazolam　（halcion）　flunitrazepam（rohypnol）estazolam

關於商品名，我們只舉數種代表性的藥物，你所使用的藥物，我們無法逐一地舉出商品名，但是只要是同系列而具有相同成分的藥物，其副作用大致相同。

此外，副作用的產生方式因人而異，必須注意。

安眠藥

〔主要成分的分類與一般名稱〕benzodiazepine類（triazolam、flunitrazepam、estazolam等）、cyclopyrone類（zopiclone）
〔市售藥〕無

疾病與藥物的結構　雖然能夠熟睡卻也出現不適

世界上有很多人因失眠而苦，他們對於能夠一覺到天亮的人真是羨慕萬分，雖然不敢奢望自己也能像他們一樣一覺到天亮，但是至少也渴望得到「正常的睡眠」。

所謂正常的睡眠，依腦波的特徵，可以分為四個階段。第一個階段是迷糊狀態，第二個階段是淺層睡眠，第三個階段是中層睡眠，第四個階段是深層睡眠。這一連串的狀態，總稱為Non-REM（正態睡眠、非快速眼運動睡眠、慢波睡眠）。另一方面，雖然在睡眠中，但是眼球卻急速地運動，頸部肌肉鬆弛，這種狀態的睡眠則稱為REM（奇異睡眠、快速眼運動睡眠、速波睡眠），與做夢有關。

REM是Rapid eye movement（眼球快速運動）的字首的縮寫。一個晚上的睡眠狀態是從Non-REM到REM，再從Non-REM到REM，像這樣數度反覆進行，慢慢地縮減Non-REM的第三、第四階段，而延長REM的狀態，到最後終於睜開眼睛而清醒過來。無法如上述而得到正常睡眠的人，幾乎無法睡著，始終處在淺眠的狀態，結果只好依賴安眠藥。但是，服用安眠藥，也得不到正常的睡眠。因為安眠藥只是「誘導」你進入睡眠的物質而已。

在此我們所介紹的 benzodiazepine 類的安眠藥，乃是目前用以治療失眠的主要藥物。依血中減半期的不同（體內藥量減半所需的時間），分為短、中、長三種類型，要如何加以判斷，就必須仰賴專門醫師了。

目前已經知道藥物對於睡眠狀態會造成影響，因此，失眠或難以熟睡的人，可以失眠的類型分別使用藥物。

為了瞭解自己是屬於哪一種類型，因此，對於醫生的問題要確實地回答。一般而言，醫生會詢問如下的問題：

1 目前使用哪些治療藥？
2 晚上幾點就寢？
3 幾點左右睡著？
4 早上幾點左右醒過來？
5 幾點離床？
6 睡眠時間大致多長？

失眠的四種形態

睡不著型
淺眠、無法熟睡型
半夜容易驚醒型
完全清醒
早醒型
早安
嗯

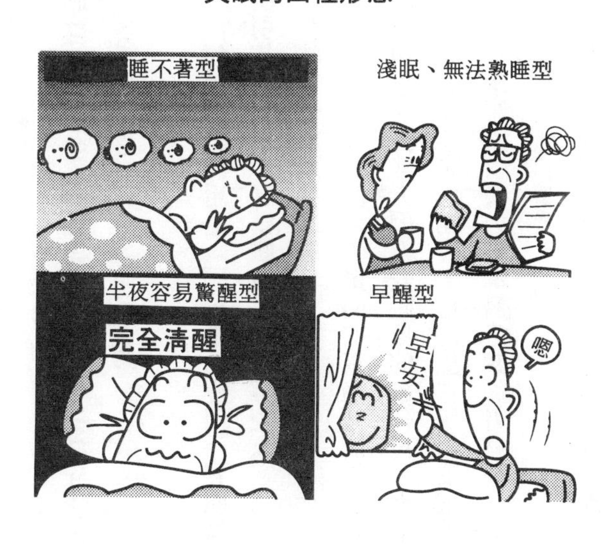

7 白天大致上睡多久？
8 睡眠之間醒來幾次？
9 半夜醒來之後是否就睡不著了呢？
10 平常的睡眠為淺眠或深眠？
11 昨晚睡得好不好？睡得不好，又是什麼原因呢？
12 早上起來時感覺如何呢？
13 對於昨晚的睡眠是否感到滿足？

在你前往醫院之前，對於上述的問題請再度思考一番。

雖然安眠藥能夠幫助你得到睡眠，但那並不是正常的睡眠，因此會產生各種不快感。

副作用的結構

服用後出現前向性健忘

●triazolam（halcion）、flunitrazepam（rohypnol）、estazolam（Eurodin）、zopiclone（amoban）等

輕微的副作用是，因抗膽鹼作用（胃腸蠕動減緩、眼睛的調節異常、抑制消化液的分泌）所引起的**口渴**、**眼睛酸澀**、**便秘**等現象。另外，早上起來時，因為殘留藥效（hangover），有時會覺得**頭昏腦脹**。

通常，只要使用少量的安眠藥就能夠奏效，尤其對於內臟機能衰退的高齡者，要是需要注意用量。有些人因為安眠藥的副作用，而被醫生診斷為痴呆症，讓他服用抗痴呆症藥。因此，患者要事先告知醫生自己正在服用安眠藥，以免造成錯誤的判斷。

日本厚生省大力指導醫療關係者遵循「從少量開始，短期間服用」的原則，但是患者本身也要有這種自覺。

會出現問題的副作用，則是**精神性依賴症**、**反彈性失眠**、**前向性健忘**。因為使用安眠藥而改善睡眠之後，很多人會停藥或減少藥用量，不過，如果無法得到預期的睡眠，就會認為沒有安眠藥是行不通的，於是產生了這種精神依賴症。當然，這與減半期的長短無關。

因為精神依賴性而長期使用安眠藥的人，或許知道安眠藥對身體不好，而決心想要戒除，但戒除之後，卻得不到正常的睡眠，甚至比以往更難以成眠，出現反彈性失眠，亦即Reb-ound現象，結果引起精神上的壓力，更是強烈地想要借助藥物的力量。換言之，因為精神的依賴性而造成惡性循環。

所以，安眠藥以「短期間使用」為原則。

長期服用安眠藥的人，在戒除藥物之前，務必要和醫生商量。唯有慢慢地改變藥物或減少服用次數，才不會引起反彈性失眠。

安眠藥最令人感到困擾的副作用，就是會出現前向性健忘，亦即服藥的次日早晨醒來之後，記不得任何事。自己認為一覺到天亮，其實半夜卻起床吃東西、喝飲料、打電話等……，有的人甚至還出現攻擊性的行動，或因妄想而造成驚慌等異常行動。不過，因為本人完全沒有記憶，所以會引起令人困擾的問題。因此，在荷蘭、英國等地停止販賣halcion，而歐美在更早時期也限制這種藥物的使用。

其他像zopiclone，因為藥物的成分會抑制唾液的分泌，因此許多人服用之後會感覺口苦。只要經常漱口，就能改善。知道真相之後，也就不必擔心了。

最後，再度提醒各位不要輕易地依賴安眠藥，如果難以成眠，不妨改變一下睡覺的環境。

《與其他藥物併用時的副作用》

benzodiazepine類的安眠藥與cimetidine（H_2受體拮抗劑）、erythromycin、josamycin（macrolide類抗生素）併用時，會提昇安眠藥的藥效。此外，併用酒精類使用安眠藥效果增強而造成植物人的例子也曾經出現，必須注意。

《這時要向醫生報告》

恍惚、全身無力、情緒低落、神經質、睏倦、失眠、口中感覺不快等症狀時，要向醫生報告。

精神疾病用藥

疾病與藥物的結構

精神分裂症與精神神經症乃似是而非之物

〔**主要成分的分類與一般名稱**〕抗精神病藥＝butyrophenone類（haloperidol、bromperidol、timiperone等）、phenothiazine類（fluphenazine、trifluoperazine、chlorpromazine等），抗焦慮藥＝benzodiazepine類（ethoxzolam、clotiazepam、bromazepham、lorazepam、oxazolam、fludiazepam等），抗鬱症藥＝三環系（imipramine等）、benzamide類（sulpiride），抗躁症藥（lithium）

〔**市售藥**〕無

當我們大腦中各種物質的量（總稱為單胺）保持平衡時，人體才能夠自由自在地活動。這些物質能夠刺激各種神經細胞，使其發揮機能，是一種化學傳達物質。一旦腦中化學傳達物質的量增加，就會導致平衡失調，出現興奮或消沈等精神異常的狀態。

對於精神病，尤其是精神分裂症的治療，我們嘗試利用這些化學傳達物質的接收體（傳達物質與接收體結合時會傳達興奮）來遮斷興奮。目前，對於精神分裂症，主要是利用 butyrophenone 類與 phenothiazine（硫代二苯胺）類的藥物來加以治療。

精神神經症與精神分裂症的名稱類似，經常被混為一談。是屬於一種焦慮症，與精神病不同。所謂的精神病，多半患者本人並沒有異常的自覺，而焦慮症的患者，有強烈的自覺，學者認為這是兩者之間的差異。因此，「自認為有問題的人，並不是精神病患者」。

以焦慮症為例（精神神經症），一般是使用 benzodiazepine 類的藥物來治療，不僅能夠抑制焦慮、鬆弛肌肉，同時也具有安眠效果，尤其對於抑制焦慮，能發揮顯著的效果。這些抗焦慮症藥多半為 minortranquilizer（弱精神安定劑）與抗精神病藥的 major tranquilizer（強精神安定劑）有所不同。

一般具有強烈催眠作用的安眠藥（參照前項），因為具有顯著的鬆弛肌肉的作用，故多半於手術時使用。

所謂的憂鬱病，多半是由於腦內神經傳達物質的單胺不足而造成的。會伴隨產生疲勞與不安，這些症狀被列入精神病的範圍，與神經症類似，兩者之間並沒有明顯的界線。有時除了精神障礙之外，也伴隨出現腹痛、頭痛及各部位的疼痛。儘管內科檢查找不出原因，但身體畢竟出現異常。像這樣不明原因的憂鬱病，我們稱為假性憂鬱病。

一般會使用能增加單胺等神經傳達物質的三環類抗憂鬱劑來加以治療。這種藥物也能夠治療夜尿症。為孩子的夜尿症所苦的母親們，不要絕望，可以和醫生商量。

與鬱症相對的就是躁症，雖然不知有效的原因何在，但是依經驗上，我們得知lithiun對躁症有效。其特徵是，會連續數日出現精神異常興奮的狀態。有些人只是單獨地出現躁症或鬱症，但是有的人則是兩者交互出現，這就稱為躁鬱症。

綜合以上的抗精神病藥、抗焦慮藥、抗鬱症藥、抗躁症藥，再加上安眠藥，我們統稱為精神疾病用藥。

副作用的結構　交感神經抑制＋抗膽鹼作用而產生很多副作用

●butyrophenone類＝haloperidol（serenace、linton）、bromperidol（inpromen）、timiperone（tolopeilon），phenothiazine類＝fluphenazine （anatensol、flumezin）、trifluoperazine（trifluoperazin）、chlorpromazine（wintermin、contomin）、perphenazine（triomin）、levomepromazine（hirnamin、levotomin）等

以上的藥物群，大都能抑制交感神經並具有抗膽鹼作用，因此很容易出現各種副作用。

首先是**帕金森症狀**。在藥物奏效的同時，單胺類中的多巴胺的量急遽減少，因此出現手腳與下顎的不隨意運動與抑鬱狀態。

其他主要的副作用，則包括**口渴**、**胃腸障礙**、**便秘**、**排尿困難**、**失眠**、**焦躁感**、**青光眼**、**眼睛怕光**、**睏倦**、**容易疲勞**、**倦怠感**，以及因起立性低血壓而引起的**昏眩**、**搖晃**、**心悸**、**頭痛**，還有因為荷爾蒙失調造成**月經異常**與**乳汁的分泌**等。即使是醫師，也無法確實地掌握這些副作用。

因此，患者必須將服藥前後所出現的不同症狀確實地告知醫生。不過，像精神分裂症的患者，因其本人沒有疾病的自覺，根本無法管理自己的藥物，因此身邊的家人要幫忙觀察。

一旦出現前述的副作用時，最好接受醫生的診察，尤其是有口渴症狀時，雖然只要含一顆糖果就能夠消除這種不快感，但據報告顯示，使用含糖分過高的糖果，則容易造成蛀牙，故最好選用含糖分較少的糖果。

此外，藥物的抗膽鹼作用會使瞳孔放大，眼睛畏光，甚至導致青光眼惡化。必須注意的是，青光眼的發病是在不知不覺中進行的。一旦症狀發作，眼壓會增高，而眼壓在短時間急遽上升時，會出現眼睛疼痛、頭痛、噁心感，這時，有的人會以為腸胃不適而前往內科就診，而醫生也往往根據患者的傾訴而投與具有抗膽鹼作用的胃藥。結果，更加強化抗膽鹼作用，使得綠內障的情形更加惡化。

如果正在服用精神疾病的藥物，則在就醫時，務必告知自己正在用藥的情況。

伴隨危險性的副作用，我們稱之為**惡性症候群**，是非常棘手的副作用，因此，早期的治療最為重要。如果出現高燒或肌肉疼痛，則必須及早就醫。當然，可能只是單純的感冒，但是也有可能是由於副作用所致。不論如何，為了安全起見，最好還是接受醫生的診察。

●benzodiazepine類＝ethoxzolam（depas）、clotiazepam（rize）、bromazepam（lexotan）、lorazepam（wypax）、oxazolam（serenal）、fludiazepam（erispan）等

如果突然停止服用或急遽減量使用上述的藥物，則可能會出現不安、忘想、幻覺等的禁斷症狀，必須要慢慢地減量，不過，最好勿自作主張，必須接受醫生的指導來進行減量而停用。

此外，也可能會出現睏倦、搖晃、暈眩等的症狀。

《與其他藥物併用時的副作用》

phenothiazine（硫代二苯胺）類的安眠藥，具有強烈的抗組胺劑（histamin）（用以抑制流鼻水、打噴嚏的鼻炎藥，幾乎所有感冒藥都含有這種成分）的作用。使用精神疾病藥物的人，原則上是禁酒的，否則會提昇兩種的作用。

三環類抗鬱症藥與cimetidine（H_2受體拮抗劑）兩者併用時，會提昇抗鬱症藥的效用，此外，與抗膽鹼作用藥（鎮痙劑）併用時，會提升抗膽鹼的作用。而與降壓劑併用時，三環類抗鬱症藥反而會使降壓作用減弱。

鋰和thiazide類的利尿劑併用時，鋰的效用會增強，結果可能會引起鋰中毒。此外，據報告顯示，鋰和其他的精神疾病藥物併用時，會出現錐體外路症狀與腦部障礙，必須要注意。

《這時要向醫生報告》

關於前述的症狀，尤其是出現高燒、肌肉疼痛時，要及時與醫生連絡，並送醫急救。

對劇痛有效的止痛藥

〔主要成分的分類與一般名稱〕麻醉性鎮痛藥（morphine 等）、非麻醉性鎮痛劑（buprenorphine 等）
〔市售藥〕無

疾病與藥物的結構　法律對藥物依賴症有嚴格的管制

對於手術後或癌症末期的劇痛，這些藥物具有抑制劇痛的作用。昔日，只用以注射，但是最近已開發出在家庭中使用的口服藥劑或塞劑。

但是，這些藥物容易使用上癮，一旦不使用，身心將會飽受折磨，為了得到藥物，而引起犯罪事件，造成社會問題。

因此，在法律上對於這一類藥物的使用有嚴格的管制。這些藥物的主要副作用，就是藥物依賴症的產生。

這些能夠抑制腦、脊髓疼痛的藥物，我們稱之為中樞性鎮痛劑，又區分為易成癮的麻醉性藥，以及不易成癮的非麻醉性藥（鎮痛效果也不如麻醉性藥那麼強）。關於麻藥鎮痛劑，特別受到法律上的嚴加管制。

而非麻藥性鎮痛藥較不易成癮，在法律上的約束性較小。

副作用的結構

幾乎所有的人都會出現便秘的副作用

●morphine（morphine hydrochloride、msconcin）、buprenorphine（lepetan 塞劑）等

最近，走到人生盡頭的人都希望能和家人共度最後的人生時光。因此，消除疼痛便成為重要的問題。癌症末期患者為了抑制疼痛而與家人共度最近的時光，只好借助這些鎮痛藥。

不過，雖然能夠奏效，卻也出現前述的**依賴性**和其他的副作用，尤其以如下的三種症狀最為常見。

便秘　使用 morphine 藥物的人，多半會出現這種副作用。這是因為消化管（胃或腸等）的平滑蠕動運動受到抑制所致。但是適當地使用瀉劑，就能夠消除這種煩惱。為了刺激腸的蠕動運動，一般會使用香瀉葉中的成分 Pursennid。

通常，癌症年齡層的人，會排斥瀉劑，不過，在此狀況下，有必要服用瀉劑。為了抑制疼痛而使用 morphine，結果卻引起便秘而令人感到苦惱。但是只要適量地使用 morphine，仍然能夠擁有順暢的排便。在使用 morphine 後而排便正常的人，需要向醫生報告。

嘔心　morphine會刺激腦中感受噁心的受體而引起噁心。這時，醫生多半會開chlorpropamide、prochlorperazine或metoclopramide、donperidone等止吐劑。

根據WHO（世界衛生組織）的指示，在癌症疼痛的治療法上，規定在使用morphine抑制疼痛的同時，也要給予患者止吐劑，以預防噁心的發生。如此併用四天，就不必為強烈的嘔心感所苦了。今後也必須站在患者的立場積極地採行一些預防措施。

昏昏欲睡　在使用morphine之初，會出現這種現象，但是經過了三～五天後，症狀就會減輕。通常醫生在給藥之前會告知這種副作用，即使沒有告知，也不必擔心。

解熱鎮痛消炎劑

〔**主要成分的分類與一般名稱**〕pyrine類＝比林類（sulpyrine、isopropylantipyrine）、aniline類＝苯胺類（acetaminophen等）、salicylic acid類＝水楊酸類（阿斯匹林等）、苯乙酸類（diclofenac sodium等）

〔**市售藥**〕sulpyrine＝無oisopropylan tipyrine＝《サリドンA（藤澤）、プレコール持續性カプセル（藤澤）等，acetaminophen＝一般綜合感冒藥皆含此成分。阿斯匹林＝バファリンA（LION）、エキセドリンA（LION）、新グレランA（武田）、ストナC（佐藤）等

止痛在於阻斷前列腺素的合成

解熱、鎮痛、消炎劑，從其文字上就可以知道這是用以使熱度下降、止痛與抑制發炎的藥物。這一類的藥品種類繁多，亦稱為非類固醇性消炎劑。這裡所列舉的只是代表性的藥物而已，例如比林類的 sulpyrine、isopropy lantiphyrine，還有苯胺類的 acetaminophen（對位胺基酚衍生物），以及水楊酸類的阿斯匹林和苯乙酸類的 diclofenac sodium 與 ibuprofen 等，都能夠發揮解熱、鎮痛、消炎的作用。

這種非類固醇性的消炎劑，會經由末梢而直接地對發炎部位產生效果。雖然能夠發揮止痛、退燒、消炎的作用，卻不能就其病因做根本的治療。

一般多為疼痛、發燒、發炎三者一併發生。這時，就必須要使用這一類的藥物。當身體的某個部位發炎時，就會出現疼痛、發燒。疼痛有激烈的疼痛與輕微的疼痛之分。發炎時所產生的疼痛、屬於輕微的疼痛，是由於體內的發痛物質所造成的。

所謂的發痛物質，包括緩激肽、組胺、血清素、鉀離子等。此外，近年來，前列腺素這種物質也備受矚目。

由其名稱，就可以知道這是從男性的前列腺或精液中所發現到的物質。不過，根據後來的研究，發現它不僅存在於前列腺與精液中，同時也存在於全身的臟器中。

當身體的某個部位受到傷害時，體內就會出現大量的發痛物質與前列腺素。這也就是產生疼痛的原因物質。而非類固醇性消炎劑，能夠阻斷前列腺素的合成。

以下就來說明各種藥物的副作用。

副作用的結構

阿斯匹林會造成消化性潰瘍及腸胃出血

●sulpxrine（sulpyrine、metilon）、isopropylantipyrine（yosbipyrine）等

這種藥物對於掌控體溫調節的腦內下視丘發揮作用，引起發汗、降熱。同時，具有消炎、止痛的效果。但是這時會引起**比林過敏症**（過敏）。

一旦出現比林疹的發疹現象，就要改用非比林類的阿斯匹林或對位胺基酚衍生物、丙酸衍生物（ibuprofen）等。

像這樣，除了避免使用 sulpyrine 之外，最好也不需使用非類固醇性消炎劑中的 pyrazolone 類（吡唑酮和藥物 phenylbutazone、ketophenybutazone 等）。因為 sulpyrine 與 pyrazolone（吡唑酮）類的藥物，在構造類似。即使是不同的藥物，但因為化學構造類似，故擁有共通的抗體，既然會對其中一種產生過敏，當然也可能會對另一種產生相同的副作用。我們在醫學上稱此為「交差過敏」。

原本就屬於過敏體質的人，就應該避免使用吡唑酮類的藥物。因感冒而就醫時，要事先告知自己為過敏體質。因為吡唑酮類的藥物是屬於比林系的，因此會讓人聯想到阿斯匹林，不過，阿斯匹林是屬於水楊酸類的藥物，不可混為一談。

●acetaminophen（napa、pyrinazin、pyretinol）等

這個成分名想必是大家耳熟能詳的吧！市面上所販賣的綜合感冒藥，多半含有acetaminophen（對位胺基酚衍生物）。即使你不曾聽過這個名稱，也應該都曾經使用過吧！但是，各位必須注意，這種藥物一旦服用過量，會引起**低體溫**與**肝臟障礙**。服用過量，會導致體溫過度下降，因此，投與兒童時，需注意用量的問題。

不過，很多小兒用的解熱鎮痛消炎劑都以此為主流，這可能是由於母親們經常使用的緣故吧。很多母親在投與孩子這種藥物之後，看見發燒遲遲不退，一時心急會再度投與，或是只要孩子一發燒，就投與綜合感冒藥，結果造成孩子低體溫，全身發冷而送醫急救，這種例子屢見不鮮。

acetaminophen的效果能維持三～四個小時，故要間隔一段時間之後再服用，這是重點。

對於肝臟所造成的傷害也是不容忽視的。多半是由於大量使用而產生的副作用。服用四

～六天後，有的人毫無症狀產生，有的人則出現嚴重的症狀，因人而異。如果覺得服用過量，尤其是孩子的場合，則要及早告知醫生。

《這時要向醫生報告》

服藥二～三天後發現發燒仍然不退，或服用過量、引起低體溫等，必須告訴醫生。

●aspirin＝阿斯匹林（aspirin、小孩用 bufferin〈醫療用〉、bufferin）等

在非類固醇性消炎劑中，阿斯匹林是最具代表性的，其他還包括 anthranilic acid 類（鄰氨基甲酸類）的 mefenamic acid、phenyl 醋酸類的 diclofenac sodium 與 fenbufem、吲哚醋酸類的 indomethacin、propionate 酸類的 ibuprofen 與 ketoprofen 等多種類，多半有市售品。

這些藥物具有共通的副作用，我們在此就以最常被醫院使用的阿斯匹林來加以說明。

值得注意的是，會在消化器、血液、皮膚出現副作用，同時也會引起阿斯匹林氣喘。非類固醇性的藥物，一般會引起消化器的障礙。

正如前述，這些藥物會阻斷能引起發痛增強物質的前列腺素的合成。前列腺素具有保護胃粘膜的作用。服用阿斯匹林後，雖然能夠抑制疼痛，卻會傷害腸胃。

因此，服用這些藥物後，可能會引起**消化性潰瘍**或**腸胃出血**，需要注意。此外，也可能會引起**食道的潰瘍**。當然，引起食道潰瘍的原因很多，服藥時喝水量不夠，藥物卡在食道，因為藥劑溶化而損傷食道粘膜時，也可能會引起食道潰瘍。另外，躺著吃藥也會造成危險。臥病在床的老人，必須要幫助他坐起上半身來服藥。另外，因為疾病而限制水分的攝取時，可和醫生商量是否能改用塞劑。

不過，即使是利用塞劑，也會造成腸胃障礙。雖然能夠防止對消化管直接刺激，但是藥物一旦被吸收之後，會出現阻斷前列腺素的合成，這時，也一樣會對腸胃造成傷害。因此，為了治療腸胃障礙，有時會併用含有以前列腺素E_1誘導體為主要成分的藥物。

其次是對於血液方面的副作用，會引起**顆粒球減少症**、**貧血**、**再生不良性貧血**。同時，會阻礙血液的凝固，出現**血小板機能障礙**（延長出血時間）。一旦發現全身痠痛，出現類似感冒的症狀，或是牙齦容易出血，身體各部位容易出現瘀青的現象，這有可能是藥物引起的副作用，需要和醫生商量。

關於皮膚所引起的副作用，會因為阿斯匹林的成分，使皮膚產生**光線過敏症**、**斯—約綜合徵**（多形糜爛性紅斑的一型）。此外，可能在小孩身上出現**萊姆症候群**的副作用，需要注意。

所謂光線過敏症，與季節無關，會出現如同曬太陽而造成的皮膚泛黑，甚至出疹子。如果出現斯—約綜合徵，則最初會出現食慾不振、全身倦怠感，或出現如同感冒般的發燒症狀，甚至會因為發燒而造成口腔、眼結膜或角膜糜爛，必須馬上與醫生連絡。

關於痲瘋症候群，則是因為濾過性病毒而造成的，大都發生在未滿十五歲的孩子身上，多半是因為使用阿斯匹林而造成的。這些需要經由醫生做專門性診斷，才能進行適當的處置。通常，我們對於孩子的感冒，無法分別這是否由於病毒所致，而給予半量大人用的阿斯匹林（以及 bufferin 等。※市售的小兒用 bufferin 不含阿斯匹林，可以安心使用）。

不過，外行人最好不要任意地讓小孩服用阿斯匹林。這種成藥很容易在市面上買到，有引起危險之虞。

要讓孩子服用解熱、鎮痛、消炎劑之前，最好與藥劑師商量，或由醫生開處方，這是最明智的手段。根據報告顯示，這種痲瘋症候群發病時，死亡率高達三〇%，不得不防。

關於阿斯匹林氣喘，正如其名所示，而其他的非類固醇性藥劑，也可能會引起這種症狀。不僅是以前罹患過阿斯匹林氣喘的人，即使是一般的氣喘患者，也最好不要使用阿斯匹林。

此外，也要避免攝入人工著色料的酒石黃（黃色4號）。據報告顯示，阿斯匹林過敏症患者，約半數都會對酒石黃產生反應。尤其要注意食品中所含的酒石黃。像黃蘿蔔的黃色就是，但依濃度的不同，有時會呈現紅褐色、綠色或黑色，因此，食用前，要確認其成分。

其他，也會引起**腎臟障礙**，此外，對於老人或孩子而言，可能會引起**體溫急遽地下降**，同時也會**影響胎兒**的健康。

由於老人的肝功能、排泄功能與身體的各種功能減退，而孩子這些方面的功能未發育完全，因此，當這一類的藥效過強時，會使老人或孩子的體溫異常下降。對於這些人而言，藥物會由少量開始服用。

懷孕末期的女性，如果服用非類固醇性消炎劑，可能會產生胎兒循環持續症。這是因為藥物的成分經過胎盤而使胎兒的動脈收縮。是非常嚴重的副作用。一旦發症，死亡率高達二〇～四〇％。

不要以為「已經進入懷孕末期，胎兒大致定形，可以不必擔心」，這是很危險的事情。懷孕中要使用藥物之前，務必要聽從醫生的指示。

≪與其他藥物併用時的副作用≫

因為罹患血栓症而服用抗凝血劑（warfarin、heparin）的人，或是使用降低血糖藥物的糖尿病患者，以及使用 probenecid 治療痛風的人。

這些人如果併用阿斯匹林，則會因增強抗凝血作用與降低血糖作用，而容易引起出血或低血糖的症狀。此外，阿斯匹林與 probenecid 併用時，會減弱 probenecid 的效用。

《這時要向醫生報告》

出現血便、黑便、嚴重腹痛。嘔吐物帶血、耳鳴、頭昏眼花、重聽、出疹子、發燒、內出血或出血等情況時，要向醫生報告。

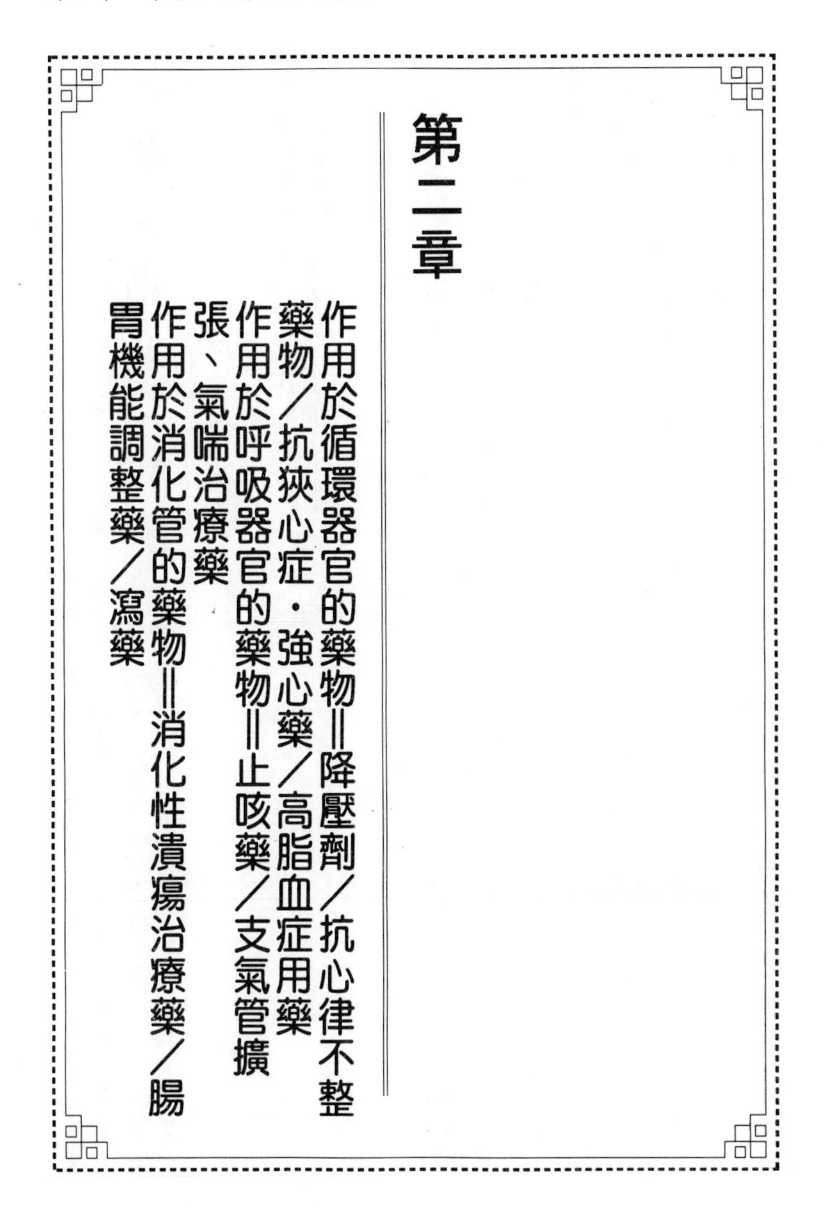

第二章

作用於循環器官的藥物＝降壓劑／抗心律不整藥物／抗狹心症・強心藥／高脂血症用藥

作用於呼吸器官的藥物＝止咳藥／支氣管擴張、氣喘治療藥

作用於消化管的藥物＝消化性潰瘍治療藥／腸胃機能調整藥／瀉藥

作用於循環器官的藥物

降壓劑

〔**主要成分的分類與一般名稱**〕鈣拮抗藥（nifedipine等）、ACE阻斷藥（captopril、enalapril等）、交感神經遮斷藥＝β遮斷劑（propranolol、atenolol、pindolole、labetalol等），利尿劑＝thiazide類（trichlormethiazide等）、腎小管類（furosemide、ethacrynicacid等）、K保持性（spironolactone等）

〔**市售藥**〕無

疾病與藥物的結構

抑制高血壓的四種療法

國人的高血壓，多半是屬於原因不明的本態性高血壓，故治療上以降血壓為主。四十歲以上的男女，高血壓患者占二成。然而，為何會出現高血壓呢？我們雖以做明確的回答。不過，可依其形成的結構來考慮使用各種療法。

首先是高血壓蛋白原酶說。當血壓降低時，往腎臟的血流量就會減少，而腎臟旁的腎小球裝置可以感受到，且發出「血流量減少」的訊息，這時，從血中會送出高血壓蛋白原酶（血管緊張肽原酶）。高血壓蛋白原酶是一種分解蛋白質的物質，能分解血液中的血管緊張素原這種蛋白質，使其轉變成血管緊張素1。這個血管緊張素1會因為ACE這種酵素的作用而變成血管緊張素2。結果會引起血管收縮，使血壓上升。

因此，要使血壓下降，只要抑制ACE這種能使血管緊張素1變成血管緊張素2的酵素的作用即可。也就是使用ACE阻斷藥是治療法之一。

其次是兒茶酚胺說。我們的自律神經分為交感神經與副交感神經，彼此產生相對的作用，藉此維持人體機能的平衡。一般而言，交感神經是掌控人類白天的狀態，而副交感神經是掌控人類夜間的狀態。

當一個人生氣時，我們往往會對他說：「好了，不要再激動了，否則血壓會上升哦！」這是交感神經過度發揮作用，引起興奮而使血壓升高。因此，只要抑制這種興奮狀態，血壓就不會升高。也就是說，只要抑制會引起交感神經興奮的傳達物質（腎上腺素或去甲腎上腺素＝兒茶酚胺）的作用，就能達到降壓效果。這也是其中的一種治療法。

另外，就是有關鈉的學說。這多半是因為攝取過多的鹽分所致。一旦鹽分攝取過量，體內的水分和血流量會增加。而當血流量增加時，血壓也會隨之上升。因此，為了使血壓下降，就要將造成血壓上升的原先鹽分（鈉）排出體外。然而，鈉與水互為一體。當鈉排出體外時，水也會同時地排除。

因此，使用利尿劑使鈉排出體外，即藉由尿量的增加而排出水分，也是另一種療法。

另外，就是直接對血管的平滑肌展現作用，亦即使血管擴張，減輕心臟的負擔，也能達到降壓效果。平滑肌會因為鈣的進入而變得興奮，引起血管收縮，因此，在治療上，也可以使用鈣拮抗劑的 nifedipine 或 diltiazem，藉以抑制鈣進入血管。

以上是目前用以治療高血壓的主要療法。

副作用的結構 出現牙齦異常腫脹的獨特副作用

●nifedipine（adalat、adalatl、sepamit、emaberin 等）

鈣拮抗劑會對血管（動脈）產生強烈的作用，同時也會對心臟發揮強大的作用。同系列的 nifedipine 具有強烈擴張血管的作用（＝強烈的降壓作用）。其副作用也以此作用為基點。在此我們以鈣拮抗劑為代表來說明。

一般最容易出現的是**頭痛**、**臉部潮紅**。因為這是能夠強烈擴張血管的藥物，故容易使頭部的血管擴張而造成頭痛。此外，也會使臉部的血管擴張而引起顏面潮紅。雖然可以利用止痛藥來治療頭痛，但要避免養成習慣性。

關於顏面的潮紅，尤其是臉部與頸部的泛紅，可能有礙女性的觀瞻，讓人誤以為白天喝酒，造成尷尬的場面。若有這種苦惱，可和醫生商量，或許醫生會更換藥物。

顏面潮紅，也是藥物發揮降壓效果的證明。不過，高血壓時通常也會臉部泛紅，因此使用這種藥物的人或許會懷疑藥物的效果。

nifedipine會作用於動脈，使細動脈擴張，而造成下肢**水腫**。

nifedipine也會作用於平滑肌，因此也會對胃、腸的平滑肌發揮作用。

亦即使用這種藥物，能使胃腸的平滑肌作用遲緩，結果有可能引起**嘔吐**、**食慾不振**、**便秘**等現象。

此外，一旦血管擴張，血壓就會開始下降，一旦血壓過度下降，人體本身維持恒常性的機能就會開始發生作用，其結果，心臟急速地運作，心跳數增加，可能會出現**心悸**的現象。

最近，**齒肉增殖**受人矚目，這是牙齦異常腫脹的症狀，也是nifedipine的副作用之一，於一九八四年首度被指出。根據立川相互齒科的調查，服用nifedipine的十八名患者中，有五人發症，罹患率高達二七・八％。原因不明，不過，只要清理牙齦與牙齒之間的蝕斑，就可以預防到某種程度。因此，在刷牙時，牙齦、牙肉部要刷洗乾淨。

若因為齒肉增殖而前往牙科就診時，要告知醫生自己目前正在服用nifedipine，如此才能夠做適切的處置。此外，也可以和醫生商量，考慮更換藥物。

《與其他藥物併用時的副作用》

在使用digoxin（強心藥）、quinidine（抗心律不整藥）、cimetidine（H_2受體拮抗劑）時，若與nifedipine併用的話，則會使得digoxin的效果增強、quindine的效果減弱。此外，cimetidine會對於nifedipine的肝臟代謝發揮抑制作用，提升降壓效果。另外，也要注意與其他降壓劑的併用。

《這時要向醫生報告》

出現頭昏腦脹、發疹、腳部浮腫、咳嗽、暈眩、胸痛、齒肉炎或齒肉腫脹時，要向醫生報告。

●verapamil（Vasolan）等

有些鈣拮抗劑，除了具有降壓劑的效果之外，也能夠擴張血管，減輕心臟的負擔，提昇輸送氧到心臟的血液量，治療心律不整（頻脈），因此，如果藥效過強，則有可能出現徐脈的現象（脈搏跳動過度遲緩）。

《與其他藥物併用時的副作用》

與抗心律不整藥（quinidine、procainamide、lidocaine）或利尿劑併用時，需要注意。同時，當verapamil與digoxin（強心藥）、carbamazopine（抗癲癇藥）併用時，會提升這些藥物的效果。

●captopril（captoril）、enalapril（renivace）等

不只是captoril，幾乎所有的ACE阻斷劑都會出現乾咳的現象，且多半於夜間出現，女性患者數為男性的兩倍，不抽煙者是抽煙者的二・二五倍。不抽煙者會出現這種乾咳，可能是因其支氣管接受的刺激較弱所致。

之所以出現乾咳，乃是藥物奏效的證明，故不必擔心罹患肺癌或肺結核。不過，為了慎重起見，最好還是接受醫生的診察。如果擔心藥物的副作用，也可以請求醫生更換藥物。

ACE別名激肽酶（kininase）Ⅱ，這是分解體內激肽系列的酵素。激肽系列的物質，會引起咳嗽、發炎。因此，ACE阻斷劑會增加激肽系列物質而引起咳嗽。甚至會出現**重聽**、**食不知味**（**味覺異常**）、**發疹**、**浮腫**等症狀。

此外，血管緊張素2能夠促進醛甾酮（礦物質荷爾蒙，具有如男性荷爾蒙般的作用）的分泌。使用ACE阻斷劑，能夠抑制醛甾酮的分泌，其結果，男性可能出現**女性化乳房**，而女性會引起**月經不順**等現象。同時，由於醛甾酮的鉀排泄作用受到抑制，故可能會引起**高鉀血壓**。

《與其他藥物併用時的副作用》

併用鉀劑或能提升血液中鉀的數值的藥劑時，可能會引起高鉀血症，需要注意。此外，

根據報告顯示，併用indomethacin、阿斯匹林等藥劑（皆為解熱鎮痛消炎劑）時，ACE阻斷劑的降壓作用會減弱。

《這時要向醫生報告》

乾咳不止、感覺不適、噁心、下痢、出汗等。

●β遮斷劑＝propranolol（inderal）、atenolol（tenormin）、pindolole（carvisken）、labetalole（trandate）等

如同前述，血壓上升的原因之一，即為交感神經興奮所致。當這種神經興奮時，心臟作用旺盛地運作，使得血壓上升，這是人體白天活動的功能。

像這樣，接受這種神經興奮的接收體，分布在人體各器官內，其運作模式是「交感神經興奮→接收體的興奮→器官的作用」。

這個接收體分為α_1、α_2、β_1、β_2，α_1興奮→引起血管收縮（血壓上升），α_2興奮→引起血管擴張（血壓下降）。β_1興奮→提升心臟的作用，β_2興奮→引起血管擴張（血壓下降）。支氣管擴張（呼吸順暢、咳嗽減輕），各具不同的功能。

目前，關於抑制這個接收體興奮的藥物，種類繁多。其中的α_1遮斷劑與α_2興奮劑以及β

遮斷劑，具有降壓的作用。所謂的遮斷，就是使得接收體與接收體之間的興奮無法傳達。我們稱這一類的藥物為遮斷劑。

α_1遮斷劑與α_2興奮劑是很重要的降壓劑，但具有副作用，例如會引起**立性低血壓**、**暈眩**、**心悸**，這都是由於血管擴張所致。不過，只要慢慢地起身或行動緩和一些，就能夠加以預防。如果是從事開車或高處作業的人，則要特別注意。

通常，β遮斷劑的主要使用目的，是治療因為心臟興奮所造成的心律不整。不過，除了這種β_1遮斷劑的作用之外，也可能會出現β_2遮斷的作用，而造成支氣管狹窄引起咳嗽的副作用。像這樣，β_2遮斷較少，β_1遮斷比率較高者，我們稱為β_1選擇性強的β遮斷劑。

β_1遮斷藥原本是為了抗心律不整而開發，但為何具有降壓作用，甚至出現以降壓為主的效果，目前原因不明。

但是經由長期間的使用經驗，證實它的確具有降壓效果，且備受重視。心臟是製造血壓的臟器，只要使其功能舒緩，就能物使血壓下降。雖說減緩心臟的作用＝使血壓下降，但是一般人認為除此之外，尚存在其他的原因，遺憾的是，目前仍無法闡明。

β_1遮斷劑的副作用是，一旦心臟作用過度遲緩時，會出現**徐脈**現象。

如果使用非β_1選擇的β遮斷劑，則會因β_2接收體的阻斷而造成末梢血管收縮，引起手腳冰冷的雷諾症狀。其次，為了治療狹心症等而使用β遮斷劑時，如果突然停藥，會出現反彈現象（因為停藥而使得病情比以前更為惡化），因此，慢慢減少藥量才是重點。必須經由醫生的指示，嚴格地遵守用藥量，不要自作主張。

外出旅行，如果忘了服藥，也會導致危險。

此外，當β_2接收體被阻斷時，也會引起**血糖值下降**，出現前述的支氣管收縮、**氣喘**、**呼吸困難**等症狀。另外，也可能會引起**失眠**、**憂鬱症**。

這可能是因為使用β遮斷劑而使得頭部的接收體也產生阻斷作用所致。

因此，使用這種藥物之後，如果出現精神不振、沒有氣力的症狀時，家人就要考慮是藥物所引起的副作用了。

《與其他藥物併用時的副作用》

β遮斷劑與降血糖劑、theophylline（支氣管擴張劑）、rifampicin（抗結核劑）併用時，會出現副作用，如增強降血糖作用而引起低血糖，同時出現支氣管擴張與收縮的拮抗作用。在代謝方面，β遮斷劑會抑制theophylline在肝臟的代謝作用。因此，theophylline非但沒有奏效，反而產生中毒症狀。

與rifampicin（抗結核劑）併用時，會減弱β遮斷劑的效果。此外，與具有抑制心臟機能的藥物併用時，可能會過度抑制心臟的機能而造成不良的結果。

≪這時要向醫生報告≫

出現疹子、呼吸困難、發燒、喉嚨痛、陽痿、手腳冰冷或發麻、脈搏跳動緩慢（一分鐘不到五十次）、無氣力、手痛、鬱悶、做惡夢等症狀，要向醫生報告。

●thiazide系列尿劑＝trichlormethiazide（fluitran）等

利尿劑能使鈉（鹽）隨著尿一起排出體外，使血壓下降。其中尤以thiazide系列的使用最為普通。以下就來說明其副作用。

首先，鈉過度地排出體外，就會產生**低鈉血症**。甚至體內的鉀、鎂等必要礦物質會隨著尿過度地排出體外，而形成**低鉀血症**或**低鎂血症**。

昔日，鉀的不足備受矚目，因此鼓勵人們攝取富含鉀的海草、香蕉、菠菜、芋頭等食品。最近，低鎂血症也受人矚目。因此，服用這種藥物的人，被建議要多攝取富含鉀與鎂的食品（例如豆類、牛蒡、糙米等）。

利尿劑也會作用於脂肪、尿酸等的代謝，引起**代謝異常**。脂肪的代謝異常容易造成動脈硬化、糖尿病；尿酸的代謝異常，則會使得血液中的尿酸值異常增高，引起痛風。因此，必須定期接受血液檢查。按理而言，在使用利尿劑thiazide的同時，也要併用高脂血症用藥與高尿酸血症改善劑。不過，需要經由血液檢查的結果來決定是否要投與其他的藥物。

根據專家的說明，現在被廣泛使用的 thiazide 系列，仍屬容易引起過敏的藥物，必須注意。

《這時要向醫生報告》

出現喉嚨疼痛、發燒、出疹子、胃部刺痛、嚴重的無氣力、內出血、出血不止、體重急速增加、嚴重的噁心感、下痢等，要向醫生報告。

●loop 系列利尿劑＝furosemide（lasix）、ethacrynic 酸（edecril）等

loop 系列的利尿劑會對腎臟中調節尿量的亨利勒（細尿管襻）的部位發生作用，使尿量增多，具有明顯的利尿作用。比起 thiazide 系列的藥物而言，更容易引起**低鈉血症**的副作用。同時，也會引起低鉀血症等電解質失調的問題。關於代謝方面的異常，不如 thiazide 那般的顯著，但是會造成嚴重的聽力障礙，可能會出現**重聽**、**耳鳴**等的副作用。

甚至有些人會出現**光線過敏症**。

《與其他藥物併用時的副作用》

與毛地黃製劑（強心藥）併用時，由於毛地黃對心臟的作用增強，因此會使頭孢子菌素類抗生素的腎毒性增強。此外，與氨基苷類抗生素（卡那黴素）或 loop 系列的利尿劑併用時，會出現強烈的聽覺障礙的副作用。

《這時要向醫生報告》

出現發燒、嘔吐、暈眩、耳鳴、重聽、腹痛、關節痛、噁心、體重急速上升等情況時，要告知醫生。此外，服用利尿劑的人，可能會引起嚴重的下痢。

●K保持性利尿劑＝spironolctone（aldactona）等

醛甾酮（礦物質荷爾蒙），具有阻斷貯存鈉、排出鉀的作用，使鈉排出而讓鉀殘留於體內。

能使鉀殘留於體內固然很好，但是如果體內的鉀過高，就會出現**高鉀血症**。醛甾酮具有如男性荷爾蒙般的作用，這種藥物會抑制男性化，使得男性出現**女性化乳房**，而女性則出現**月經不順**的情形。

所謂女性化乳房，是指男性的胸部出現疼痛感。如果不知道這種副作用，可能以為自己罹患乳癌或肌肉痛，而使用貼布療法。一旦出現這種症狀，一定要和醫生商量，考慮更換其他系列的藥物，做適當的處置。

《與其他藥物併用時的副作用》

與鉀劑併用時，當然，罹患高鉀血症的比率相當高。

《這時要向醫生報告》

男女出現乳房腫脹、月經異常、心悸、嚴重的噁心、口渴、體重急速上升等要告訴醫生。

●減鹽的小知識

日本厚生省提倡一日的食鹽攝取量在十公克以下。世人都已深感過度攝取鹽分所引起的弊端，因此不少人在飲食生活中納入減鹽的課題。根據調查顯示，五〇%以上的人口力求「飲食清淡」。

但是從第三者的品味中發現這些「清淡的飲食」，實際上口味卻異常的重。高血壓的人，每日的鹽分攝的量被限制在六～八公克的範圍內，由上述的結果來看，想要徹底地實行健康管理並不容易。因此，專家建議①要確認食品的鹽分含量，②要具體地檢查鹽分攝取量。

關於①，可以參考表中的說明，另外運動飲料與冷凍食品中也含有鹽分，要毫不遺漏地加以確認。大致上而言，如果喝罐裝番茄汁會覺得鹹，則此人的口味較為清淡。如果還需要加鹽，那麼就是重口味的人，不知你是屬於何者。

關於②，則是要具體地確認自己的鹽分攝取量。以下介紹用以測試的紙與器具：

可利用測試尿中鹽分的「驗鹽紙」、「驗尿紙」，以及利用特殊的紙放入味噌湯中測試鹽分程度的「檢鹽紙」、「減鹽貼紙」等。在業務上主要是使用「柏木鹽分計量器」。另外還有家庭用的鹽分計等，可在市面上買到。為了徹底地進行鹽分管理，請務必嘗試。

主要食品的鹽分含量

	食品名	每100g中的鹽含量（g）
穀類	麵包	1.3
	水煮豆腐	0.1
	馬鈴薯片	1.0
油脂	乳瑪琳（人造奶油）	2.0
	奶油	1.9
魚貝	沙丁魚乾	6.1
	魚乾	11.9
	鹹鮭魚	8.1
肉製品	培根	2.8
	火腿	2.8
	臘腸	2.3
乳製品	混合乾酪	2.8
醬菜	醃黃蘿蔔	7.1
	梅乾	20.6
調味料	重味醬油	15.0
	淡味醬油	16.3
	清燉肉湯	58.4

作用於循環器官的藥物

抗心律不整藥

〔**主要成分的分類與一般名稱**〕第I群＝Ia（quinidine、disopyramide等）、Ib群（mexiletine、aprindine）、第II群＝β遮斷劑（propranolo等）、第III群＝amiodarone、第IV群＝鈣拮抗劑（verapamil等）

〔**市售藥**〕無

疾病與藥物的結構

心律混亂、加速增多而造成心律不整

當我們冷靜時，心跳數一分鐘約六十～八十次，有一定的節奏。這是右心房的洞結節（心臟起搏器）所產生的刺激，傳達到心臟各部分的心肌細胞而造成的。

心律不整，就是心跳的節奏紊亂，而抗心律不整藥物，就是使跳動過快的節奏恢復正常，但是無法使過慢的節奏加快。有些藥物是延遲細胞刺激的傳達，有的則是延長心肌細胞的休息時間。

我們根據這些藥物的作用，將其分為I～IV群（Bone Williams的分類），以下分別說明。

副作用的結構

為何稱為心律不整治療藥？

等

●第Ⅰ群＝Ⅰa群＝quinidine（硫酸奎尼丁）、disopyromide（rythmodan）

這些藥物的效果一旦過強時，可能會出現不必要的心律遲緩的現象，亦即引起**徐脈**（慢脈）的心律不整。除了造成心跳遲緩之外，也會引起心肌收縮力減弱的問題。換言之，用量過多時，可能會因為高度的徐脈而造成**心臟功能不全**。

即使一次忘記服用，也不要在下一次加倍服用，否則會引起中毒症狀。這一類藥物的安全性極其狹窄，為了慎重起見，醫生在開處方時必須非常小心，觀察患者的變化。這是屬於非常專門性的藥物，使用之前，務必要和醫師、藥劑師商談。

此外，也可能會出現抗膽鹼作用所引起的副作用，例如**口渴**、**排尿障礙**、**便秘等**。

《與其他藥物併用時的副作用》

與鈣拮抗劑（nifedipine等）、rifampicin（抗結核劑）等各種quinidine（奎尼丁）併用時，會減弱奎尼丁的藥效。此外，奎尼丁與毛地黃製劑（強心劑）併用時，會加強毛地黃的藥效。

另外，在服用奎尼丁的同時，如果攝取太多的鹼性食品，則奎尼丁很容易再度被尿細管所吸收，體內積存奎尼丁而引起中毒症狀。

《這時要向醫生報告》

眼睛模糊、耳鳴、呼吸困難、心跳緩慢、口渴、排尿困難等，要告訴醫生。

●第Ⅰ群＝Ⅰｂ＝mexiletine（mexitil）、aprindine（aspenon）等

和Ⅰａ同樣的，會出現**徐脈**、**心臟功能不全**的副作用。另外，在中樞神經方面，會出現**暈眩**、**搖晃**、**頭昏腦脹**、**發抖**等症狀。

《這時要向醫生報告》

食慾不振、焦躁、出現雙重影像、排尿困難、口渴、手發抖等。

●第Ⅱ群＝β遮斷劑＝propranolol（inderal）等

可參照前面降壓劑的事項。不過，在降壓劑中β遮斷劑產生的副作用（徐脈），在此卻被當成主要作用加以利用，相反的，降壓作用卻成爲其副作用。

●第Ⅲ群＝amiodarone（ancarone）

在國外，很早以前就被利用，而日本則在一九九二年才被允許登場。對於重度的心律不整，能產生卓效，不過副作用的發生率極高。今後副作用的發生頻度，端賴治療實績而定。

●第Ⅳ群＝鈣拮抗劑＝verapamil（vasolan）

請參照前面的降壓劑項目。

作用於循環器官的藥物

抗狹心症、強心藥

〔**主要成分的分類與一般名稱**〕抗狹心症藥＝亞硝酸劑（nitroglycerin＝硝酸甘油、isosorbide dinitrate、強心藥＝毛地黃製劑（digoxin＝地高辛、digitoxin 等＝毛地黃毒苷等）

〔**市售藥**〕無

疾病與藥物的結構

心肌中營養豐富的血液是心臟活力的根源

一日之中，人體的心臟會輸出八噸的血液，努力地發揮唧筒作用。其活動根源，是依賴由冠狀動脈送往心肌的營養豐富的血液。一旦冠狀動脈硬化或變狹窄，血液流動不良，心臟活動不可或缺的氧與營養就會不足了。

在這種狀態下激烈的運動或承受較大的壓力時，心臟在恐慌之餘，會快速行動加以應對，但由於血管狹窄，血液無法充分地流動，而會暫時因為血流不足而引起胸部激烈疼痛的現象，這即是一般所謂的勞動性狹心症，原因多半在於動脈硬化。

此外，同樣是狹心症發作，有的是天亮時在床上發作的安靜時狹心症。這是血管變質引起動脈硬化，一般都是冠狀動脈痙攣而引起。

冠狀動脈硬化的原因包括血管狹窄、血栓引起心肌缺血，造成部分的心肌壞死，這就是所謂的心肌梗塞。會引起類似狹心症發作的胸部激烈疼痛，且持續三十分鐘以上。在這種情況下，需要儘早接受手術治療。一旦延誤治療，會引起心肌壞死，且可能因為加諸壓力而破裂。一旦心肌破裂，心臟就無法發揮功能了。

這種心肌梗塞或狹心症等所造成的心臟功能衰退，會伴隨出現呼吸困難、全身浮腫的症狀。

治療上，主要是改善血液循環，防止狹心症與心肌梗塞的發作，而亞硝酸劑在這一方面能夠奏效。對於心臟功能不全，一般是使用毛地黃製劑以提昇心肌的收縮力。

副作用的結構　即使少量也會因為血中濃度過高而引起中毒症狀

●亞硝酸劑＝nitroglycerin（nitroglycerin、nitroderm TTS）、isosorbide dinitrate（frandal）等

這是治療狹心症、心肌梗塞的代表藥物。能夠擴張血管（靜脈或動脈），確實減輕心臟的負擔。其中，有的具有速效性，有的則是有持續性，各具特色。發作時，最容易吸收的則是舌下錠。

服用後一～二分鐘之內就能夠見效，五分鐘左右，血中濃度上升。如果服用一顆無效，則在五分鐘以後再服用二〜三顆。如果依然無效，可能會引起心肌梗塞，需要叫救護車送醫急救。

因為狹心症發作而於高爾夫球場致命的例子也屢見不鮮，不過，一般人都會隨身攜帶硝化甘油舌下錠。根據報告顯示，勞動性狹心症很容易因為運動時造成心臟負擔而發症。

但是，這種藥物需要保存在二十八度C以下的陰涼處，因此，夏天不便帶到高爾夫球場。不過，所幸目前有發售斷熱遮光容器，可以善加利用。如果自己不便隨身攜帶藥物時，也要告知身邊的人藥物的存放地點。

此外，也可以使用貼劑，將貼藥貼於胸、背、手臂等的皮膚，能夠發揮持續性的效果，預防發作。另外，也可以配合症狀使用軟膏劑、吸入劑、錠劑等。

考慮到這些藥物中止服用會有致命的危險，因此必須遵照醫生的指示來服用。例如醫生指示在晚上或就寢前服用，就是為了抑制早上起床時的發作（安靜時狹心症）。因此，夜晚服藥具有重大的意義，不要認為夜裡處於睡眠狀態就掉以輕心。

這一類的藥物具有多種副作用，多半是因為血管擴張所致。副作用包括**暈眩**、**頭痛**、**血壓**急速下降所引起的**腦貧血**等。

尤其是具有速效性的舌下錠，會使血管急速擴張，最後可能會因為暈眩而昏倒。這時，必須要坐著服藥。

亞硝酸劑的應用範圍很廣，但注意不可長期服用，否則會產生對藥效的耐性，使得藥物變得無效，結果一再地增加藥量。有的人甚至會以為病情加重了，其實原因在於對藥物的耐性增高所致。

有的醫生會連續一～二週使用這種藥物，但是有些醫生會很快地換藥。如果你的主治醫生是屬於前者，而你卻不想讓自己對藥物的耐性提升，則不妨告知醫生自己的想法，並且和醫生商量今後治療的方式。

以上是有關亞硝酸劑的作用，其他像β遮斷劑、鈣拮抗藥（特別是冠狀動脈痙攣所引起的狹心症所使用），可配合症狀來用藥。

《與其他藥物併用時的副作用》

麥角生物鹼類，能夠對抑制陣痛、子宮出血、偏頭痛奏效。因其具有收縮血管的作用，一旦與硝化甘油併用時，會降低硝化甘油的效果。如果與酒精、利尿劑及其他的血管擴張劑（包含同系列的藥劑）併用時，可能會增強硝化甘油所引起的頭痛、降壓等的副作用。

《這時要向醫生報告》

起立性昏眩、頭痛、噁心、暈眩、心悸等，要告訴醫生。

●毛地黃製劑＝digoxin（地高辛）、digitoxin（毛地黃毒苷）等

是最早被當成心臟功能不全的治療藥來使用。

能夠確實地提昇心臟收縮力、減緩心跳、提升心臟的作用（＝強心作用）。因為能夠簡單地測試血中濃度，保持有效範圍（安全範圍），因此沒有特別的問題存在。

不過，當血中的藥物濃度增高、超過有效範圍時，就會引起中毒的副作用。在出現這種副作用之初，會產生**噁心**、**食慾不振**、**頭痛**、**疲勞感**、**失眠**、**心律不整**、**徐脈**、**頻脈**等症狀，甚至引起影像周圍顯示黃色的**黃視症**及影像模糊的**霧視症**。此外，男性也可能會出現**女性化的乳房**。

一旦體內的鉀減少時，就會引起這一類中毒的症狀。當毛地黃的強心作用提升時，能增強擠出血液的力量，使其順利地流向各器官。這時，血液也會充分地流到腎臟，提升腎臟的功能，使尿量增加。換句話說，毛地黃能夠間接地發揮利尿作用。

如果這時併用利尿劑的話，則可能會由於大量排尿而排出必要的鉀、鈉、鎂。尤其是對心臟作用不可或缺的鉀一旦不足時，則可能會由於毛地黃的強烈作用而引起中毒症狀。有些醫生會補充鉀劑，而患者本身也要積極地攝取富含鉀的食品。

《與其他藥物併用時的副作用》

當毛地黃與thiazide系利尿劑、loop系利尿劑併用時，則會因為毛地黃製劑的中毒症狀而引起低鉀血症。

另外，與鈣拮抗劑或quinidine（奎尼丁）、erythromycin＝紅黴素（macrolide系抗生素＝大環內酯類抗生素）、digoxin（地高辛）併用時，會提升地高辛的作用。同時，大量攝取富含食物纖維的食品（健康飲料等），會阻礙毛地黃製劑的吸收，減低藥效。

《這時要向醫生報告》

噁心、下痢、食慾不振、頻脈、徐脈、物體周圍出現色環、視線模糊等要告訴醫生。

作用於循環器官的藥物

高脂血症用藥

〔主要成分的分類與一般名稱〕對氯苯氧異丁酸乙酯類（clofibrate、clinofibrate、bezafibrate等）、HMG－CoA還原酵素阻礙劑（plavastazine等）、陰離子交換劑（colestyramine）、煙酸類（nicomol等）

〔市售藥〕無

疾病與藥物的結構

八〇％的膽固醇在體內製造

血液中脂質異常增多的狀態，就是所謂的高脂血症。脂質是由膽固醇、中性脂肪、磷脂質、遊離脂肪所構成，其中有問題的是膽固醇與中性脂肪。一旦這些物質的比率增高，就會逐漸地沈著在動脈壁，形成動脈硬化。一旦出現動脈硬化，就會如同前面的抗狹心症。強心藥的說明一般，成為狹心症、心肌梗塞的直接原因。

因此，一旦發現高脂血症時，就要趁著其他症狀尚未出現時及早治療。

這種疾病的大敵，就是膽固醇。人體內八〇%的膽固醇是由人體本身所製造，亦即由肝臟製成（合成），其他的二〇%才是經由食物所攝取的。

不論是體內自己製造或來自體外的供給，人體中的膽固醇平均約為一〇〇～一八〇g。其中的一部分做為製造細胞膜與膽固醇荷爾蒙的材料使用，剩下的再回到肝臟，製造膽汁酸這種膽汁成分而貯存在膽囊中，其他的則經由糞便排出體外。

一般人對於膽固醇的印象不佳，事實上，它具有多方面的功能。不過，一旦平衡失調時，就會因為血中膽固醇值增高而成為人們的眼中釘。

造成膽固醇值增高的原因很多，主要是飲食生活中攝取過剩的脂肪。原本八〇%的膽固醇就是由人體所製造，如果再頻頻自體外攝取脂肪，當然會造成膽固醇的總量過高。因此，責任在於攝取脂肪本身。

為了加以改善，首先要實行食物療法。限制總熱量、脂肪與膽固醇。同時，要大量地攝取食物纖維，藉此能將多餘的脂肪排出體外。此外，也要進行適度的運動。

當食物療法無法奏效，或是體內的膽固醇因為某種理由而過剩地合成，膽汁酸的排泄不良、體內貯存膽固醇的接收體過少或完全無法貯存膽固醇時，可以使用藥物療法。治療的目的，無非都是在於減少血中膽固醇或中性脂肪。

副作用的結構　腎臟功能衰弱者會引起肌肉痛

●clofibrate（amotril）、clinofibrate（lipoclin）、bezafibrate（bezatoleSR）等

clofibrate系列的藥物，在高脂血症用藥中最具歷史（一九六五年首度被認可）。主要作用是抑制在肝臟中的中性脂肪的合成與減少總膽固醇的量。

副作用方面，則會出現肌肉疼痛等的肌肉障礙，橫紋**肌融解症**就是其中之一。橫紋肌是附著的骨骼、職掌運動的肌肉。當這個肌肉細胞溶解、壞死而流入血中時，就會引起手腳麻痺疼痛，出現紅血的尿液。

在使用貼布藥治療肌肉疼痛之前，要考慮可能是藥物所引起的副作用。尤其是腎功能衰弱的人，更是容易引發這種副作用。

《與其他藥物併用時的副作用》

丙酮苄羥（warfarin）（抗凝血劑）、sulfonyurea系降血糖劑、furosemide（腎小管系利尿劑）與clofibrate併用時，會增強各併用藥品的藥效。

《這時要向醫生報告》

肌肉疼痛、有感冒的症狀、尿量急遽減少或混濁時，就要向醫生報告。

●pravastatin（mevalotin）等

HMG－CoA還原酵素能夠抑制膽固醇在肝臟的合成，這是一九八九年十月發售的新藥，目前使用率極高。

膽固醇有良質與劣質之分，這一類的藥物，當然能夠抑制膽固醇在肝臟的合成，減少血液中劣質膽固醇的量。一般所謂的膽固醇值，是指好壞膽固醇的合計值。根據檢診的結果，能夠判定良質與惡質膽固醇的值。事實上，膽固醇的正常值為一四〇～二〇〇mg／dl，其中良質膽固醇為四〇～八〇mg／dl。

為了預防動脈硬化，必須要減少惡質膽固醇。

副作用方面，除了會對**肝臟造成障礙**之外，如果長期使用與此藥物具有相同作用的

rovastatin，則會引起**精子減少症**。

目前不明其原因。關於肝臟障礙，可能肝臟製造膽固醇有關。

會引起精子減少症，可能是因為長期使用藥物，造成男性荷爾蒙不足所致。如果懷疑沒有孩子是來自藥物的關係，則不妨接受檢查以便了解真相。

《與其他藥物併用時的副作用》

菸酸、免疫抑制劑、clofibrate系的藥物與HMG－CoA還原酵素遮斷劑併用時，會引起橫紋肌融解症。

《這時要向醫生報告》

出現發燒、全身無力、肌肉酸痛、痲痺、下痢、便秘時，要向醫生報告。

●膽固酪胺＝colestyramine（questran）等

膽固醇最後會形成膽汁酸，與膽汁一起由腸管排出，如果沒有藉由糞便排出體外，就會再經由腸管，隨著腸管循環再和由飲食中攝取的膽固醇一起為身體所吸收。而阻斷由腸管的再吸收，使膽固醇排出體外，就是膽固酪胺的作用。

膽固酪胺能夠使膽汁酸在腸管結合，增加排便量，因此，會導致**腹脹**、**嘔吐感**、**便秘**等的產生。

《與其他藥物併用時的副作用》

膽固酪胺與 thiazide 系利尿劑、thyroxine＝甲狀腺素（甲狀腺荷爾蒙劑）、warfarin（抗凝血劑）、phenylbutazone＝苯丁唑酮（退燒鎮痛消炎劑）、tetracycline 系抗生素、phenobarbital（安眠、鎮痛劑）、脂溶性維他命（A、D、E）和 Colestyramine 併用時，會阻礙這些藥物的吸收。因此，併用時，要間隔時間來服用。

●煙酸環乙醇酯＝nicomol（cholexamin）等

能夠抑制膽固醇的合成、促進排泄及抑制中性脂肪的合成，因此能夠降低體內的總膽固醇。同時，直接作用於血管，使末梢的血管（皮膚表面的血管）擴張，引起**顏面發紅與頭痛**等現象。

作用於呼吸器官的藥物

止咳藥

〔**主要成分的分類與一般名稱**〕中樞性麻醉性（磷酸可待因、磷酸二氫可待因等）、中樞性非麻醉性（右甲嗎喃＝dextromethorphan、timiperone hibenzate 等）

〔**市售藥**〕エスエスプロン液S（SS）、パブロンS止咳液（大正）

疾病與藥物的結構

想要排痰的人就不要使用止咳藥

為什麼會咳嗽呢?

灰塵、不小心吞下食物、香煙的煙及臭氣,還有體內各種刺激傳達物質會刺激支氣管及肺的接收體。這個刺激傳達到腦,刺激在延髓的咳嗽中樞。其次,這個刺激又傳到喉嚨、氣管、支氣管、腹肌或橫隔膜,造成咳嗽。

換言之,咳嗽是由於刺激(興奮)咳嗽中樞所致。

因此,只要抑制咳嗽中樞的興奮,就能夠止咳。一般會使用中樞性的止咳藥。其中又區分為痲醉性與非痲醉性。磷酸可待因是最具代表性的痲醉性止咳藥。不過,痲醉性的藥物對於支氣管肌肉的收縮作用較小,因此,一般會再混入刺激交感神經、使支氣管擴張的藥物ephedrine(痲黃鹼)。

市售的止咳藥,多半以這些成分為主。

這些止咳藥的使用以止咳為目的,想要排痰的人,就不要使用。咳嗽,是為了排除氣管中的異物,也是身體的一種防禦機能。為了排痰,就要使這種防禦機能充分發揮作用,因此不要勉強地止咳。

但是，如果因為咳嗽不止而造成體力消耗或失眠，就必須使用止咳藥了。

副作用的結構　誤用市售藥所造成的悲慘下場

●磷酸可待因（濃 brocin-codeine 液）、磷酸二氫可待因＝磷酸 dihydrocodeine（sekicode）等

磷酸可待因是麻醉性的止咳藥，就像 morphine 一樣，會產生**噁心**、**便秘**、**想睡**等的副作用。不過，這些成分只是少量地含於藥品中，所以並未被視為麻醉藥。市售藥品中為了抑制睡意而加入可待因。在醫療上並未含此成分，所以可能會出現想睡的情形。只要遵守藥物的用法與用量，應該不會出現上述的症狀。

問題是，長期使用會造成**依賴性**。另外，一次大量服用，可能會出現**呼吸不全**與**精神障礙**。

麻醉性的可待因類，容易引起依賴性，而非麻醉性的藥物，就不會出現這種對藥物的依賴性，也不會產生支氣管收縮作用。之所以會出現呼吸不全，是由於中樞性的藥物（與麻醉、非麻醉無關）產生抑制呼吸作用所致。

效果顯著的可待因類，因為麻醉性過強，有可能因呼吸不全而致死，這就是所謂的可待因中毒（其中的一種）。另外，長期使用這種藥物時，會出現精神障礙，例如幻覺、妄想等精神分裂症。

市售藥中多半含有可待因、麻黃鹼、咖啡因等主要成分，能夠輕易買到而奏效。不過，如果基於別的目的而濫用，就有引起重大副作用之虞，甚至必須住院治療，需要注意。

一九五〇年左右精神興奮劑、一九六〇年代的安眠藥、吸強力膠甚至大麻的濫用風潮，造成很多人對這些藥物產生依賴性。由於這些藥品不易得手，因此他們可能會另尋其他的代替品，而市售的止咳藥，正是能夠滿足他們的需求。

某雜誌曾介紹「咳嗽派對」這種商品，廣告上是這麼說的：「服用後全身舒爽，精神百倍。」藉著口碑相傳，其結果可能造成濫用的事實。

根據報告資料顯示，持續二年每天飲用三瓶（一瓶約一二〇ml），會導致記憶力、注意力減退，甚至產生倦怠感、焦慮。如果每天服用二瓶、甚至三～六瓶，則會引起幻覺、妄想，最後為了得到這些藥物而犯下大錯。

此外，也有人因為大量地服用止咳藥而被家人強拉住進醫院。像這樣胡亂地服用，最後會落到如同廢人一般的命運。

這種沈迷於追求藥物的結果，並非我們的本意。

廠商方面也考慮到這些藥物的濫用，因此在容器上下工夫，甚至限量銷售。但是不管如何，是否濫用藥物，端賴買方的意志力而定。

這種因為濫用藥物而導致悲慘的下場，並非只限於止咳藥。事實上，每個人都要有所自覺，不要基於好奇心而嘗試。

《與其他藥物併用時的副作用》

將巴比妥酸（barbituric acid）系的藥劑（安眠鎮定劑、抗癲癇藥等）、吩噻嗪（phenothiazine）系的藥劑（抗精神病藥）、MAO遮斷劑（抗憂鬱藥等）、三環系抗憂鬱藥、抗膽鹼作藥（鎮痙劑）、β遮斷劑（抗心律不整藥、降壓劑、抗狹心症藥）、丙酮苄羥（＝華法令＝warfarin）（抗凝血劑）、乙醇等藥物與可待因類併用時，會因可待因的作用而增強藥效。

麻黃鹼、腎上腺素（epinephrine）、異丙腎上腺素（isoprenaline）等兒茶酚胺系的強心藥與可待因類併用時，可能會引起心律不整的副作用，應加以避免。

《這時要向醫生報告》

出現想睡、眩暈、噁心、口渴等症狀時，要向醫生報告。

作用於呼吸器官的藥物

支氣管擴張與氣喘治療藥

〔主要成分的分類與一般名稱〕黃嘌呤誘導體（茶鹼＝theophylline、氨茶鹼＝aminophylline等）、β腎上腺素＝β adrenalin接收體刺激劑（異丙腎上腺素＝isoproterenol、procaterol等）

〔市售藥〕無

疾病與藥物的結構

這些是用以治療支氣管炎與支氣管氣喘的藥物。是以發作時支氣管的收縮、預防發作而使支氣管擴張為目的而開發出來的藥物。

治療藥包括直接作用於支氣管的肌肉，使支氣管擴張的黃嘌呤誘導體，以及刺激β_2接收體而使支氣管擴張的β腎上腺素接收體刺激劑。

忘記服藥而同時服用二次的分量是很危險的

黃嘌呤誘導體會使血中藥物濃度增高，引起各種的副作用。為了避免血中藥物濃度過高，不要因為忘了服藥而一次同時服用二次的藥量。血中藥物濃度，會因患者的病情及併用的藥物、是否抽煙（吸煙者為不吸煙者的一・五～二倍）而有不同。為了解藥物的血中濃度是否保存在安全的範圍內，因此醫生會定期地檢查患者的血液。

關於β腎上腺素接收體刺激劑的問題，不僅是支氣管的β接收體，在其他部位的β接收體也可能因為藥物的刺激效果而產生比支氣管更強烈的症狀。

副作用的結構

血中濃度超過二十以上則進入中毒範圍

●茶鹼＝theophylline（theodur、theolong）、氨茶鹼＝aminophylline（neophylline）等

關於黃嘌呤誘導體的血中濃度與效果的關係，有許多的研究報告。

在此以茶鹼加以說明。當其血中濃度（mg／ℓ）在五～十時就已經產生效果了。而十～二十是效果最佳的範圍，但是有些人在此範圍中會出現**腸胃不適、神經緊張**的症狀。

一旦血中濃度超出二十以上，就進入中毒的範圍，到達四十左右，會引起**心律不整**，超過六十以上，可能因為痙攣而死亡。

此外，這種藥物約九〇％在肝臟代謝，因此**肝臟障礙**患者要減量服用。

《與其他藥物併用時的副作用》

β遮斷劑（抗心律不整藥、降壓劑、抗狹心症藥）、紅黴素（大環內酯系抗生素）、cimetidine（H_2接收體拮抗劑）、cyclopidine（抗血小板劑）、neuquinolone系化學療法劑與茶鹼、氨茶鹼併用時，因為肝臟的代謝受阻，而會使茶鹼與氨茶鹼的作用增強，很可能因此而出現中毒症狀。相反的，如果與phenytoin（抗癲癇藥）併用時，會促進代謝，降低茶鹼與氨茶鹼的藥效。

另外，藥物與高蛋白質食品併用時，會減低藥效。與含咖啡因的咖啡、紅茶併用，會因為咖啡因的作用過強而產生頭痛的副作用。

《這時要向醫生報告》

出現噁心、下痢、腹痛、排紅色或黑色便、心悸、倦怠感、手腳顫抖、失眠、尿量增多等症狀時，要向醫生報告。

●去甲腎上腺素（**medihaler**）、**procaterol**（**meptin**）等

這是刺激β接收體而使支氣管擴張的藥物。β接收體也存在於血管與心臟。一旦β接收體受到刺激，就會導致血管擴張，增加血液流量，這也是期待藥物所產生的作用。問題在於心臟。一旦心臟的β接收體受到刺激，會增加脈搏跳動次數（**頻脈**），可能因此引起心悸。雖然使用吸入劑會減輕頻脈的症狀，但是也有人因為過量使用吸入劑而造成死亡，因此不能胡亂地用藥。

對患者而言，會造成問題的副作用就是**手腳的顫抖**。雖然症狀在一週到一個月內會自然消失，但是會帶給患者本人極度的不便，例如不能夠寫字或拿筷子等。如果感覺不適，可以

和醫生商量。

《與其藥物併用時的副作用》

與兒茶酚胺系（強心藥）與去甲腎上腺素或procaterol併用時，會出現嚴重的心律不整。

《這時要向醫生報告》

出現胸痛、不規則的心跳、噁心、眩暈、失眠、想睡、手腳顫抖等現象時，要向醫生報告。

作用於消化管的藥物

消化性潰瘍治療藥

〔**主要成分的分類與一般名稱**〕抑制鹽酸分泌藥＝H_2接收體拮抗劑（cimetidine、famotidine、ranitidine等）、抗膽鹼作用藥（butylscopolamine、dicyclomine（雙環胺）等）、抑制胃分泌素藥（secretin（分泌素）等）、中和鹽酸藥＝氫氧化鋁凝膠・氫氧化鎂配合劑、粘膜保護劑（sucralfate）

〔**市售藥**〕鹽酸中和藥（制酸劑）＝ロートAZ胃腸藥U（ロート）、新フジサワ胃腸藥グリーン（藤澤）センロック錠（第一）、新サクロンプラス（エーザイ）他、粘膜保護劑＝中外胃腸藥細粒（中外）等

攻擊因子與防禦因子的失調會導致潰瘍

消化性潰瘍是指胃潰瘍與十二指腸潰瘍。

我們在進食或看到可口的食物及聞到香味時，胃壁會分泌胃液。胃液的主要成分是鹽酸與胃朊酶（蛋白質分解酵素）。

胃朊酶具有消化的作用，而鹽酸的濃度則控制這個作用。當鹽酸濃度足夠時，會促進胃朊酶的作用，但也會因為力量過強而溶解胃的粘膜。反之，如果鹽酸的濃度不足，胃朊酶就無法發生作用。因此，胃酸中的鹽酸與胃朊酶有攻擊因子之稱。

在正常狀態下，胃不會自我消化。在胃的粘膜上方有所謂的屏障層（厚約〇•五～一•五釐米），是有保護粘膜，抵抗攻擊因子的作用，稱為防禦因子。

一旦這個攻擊的平衡瓦解，亦即攻擊因子過多，胃液腐蝕粘膜時，就會引起潰瘍或糜爛的狀態。胃潰瘍與十二指腸潰瘍即肇因於此。

只要抑制鹽酸的分泌或中和鹽酸，就能夠加以治療。首先，在抑制分泌方面，當胃壁細胞的組織胺H_2接收體、乙酰膽鹼接收體、催胃液激素接收體受到刺激時，就會分泌鹽酸，為了抑制鹽酸的分泌，阻斷刺激的傳達，可以使用H_2接收體拮抗劑、抗膽鹼作用藥，以及抗催胃液激素劑等。

其次，關於中和胃內鹽酸的方法，則可以使用鎂與鋁的混合劑，亦即所謂的制酸劑，可在市面上買到。

為了對付攻擊因子的鹽酸，除了中和的方法之外，也可以強化防禦因子，亦即利用粘膜保護劑。

副作用的結構　胃潰瘍治癒後可能出現陽痿

●cimetidine（tagamet）、famotidine（gaster）、ranitidine（zantac）等

cimetidine這種H_2接收體拮抗劑為日本所開發，之後，在消化性潰瘍的治療上備受世界各國矚目，有紛紛開發出各種H_2接收體拮抗劑。

但是，這種藥物可能會引起罕見的再生不良性貧血或顆粒球減少症等的**血液障礙**。此外，有的人可能會出現過敏性的**肝功能障礙**。而肝功能障礙的前驅症狀類似感冒症狀，為了慎重起見，最好接受醫生的檢查。

除了胃壁之外，人體的腦部也存在H_2接收體，因此，藥物的阻斷作用可能會波及腦部，產生**精神障礙**。不過，隨著藥效的消失，症狀也會去除。一旦出現這種副作用，可以考慮中止服用H_2接收體拮抗型的藥物。不要被誤認為是精神病而進入精神科，甚至誤用抗精神病藥。

身體機能衰退的老年人，很容易出現這些症狀，因此，周邊的人會特別的留意。

因為cimetidine具有抗雄激素的作用，故男性會出現**女性化乳房**或**陽痿**，而女性則可能會引起**月經失調**等症狀。

雖然胃潰瘍，十二指腸潰瘍痊癒，但伴隨產生的男性性無能卻是令人無法忍受的，這時最好能找醫生商量。

H_2接收體拮抗劑是有效的藥物，需要長期使用。有的人在疼痛消失之後就中止服用。的確，粘膜的表面是治好了，但是其下面的部分卻未痊癒，很可能再度復發。為了預防這種**反彈現象**的發生，切勿任意地中止服藥。

醫生也會依狀況而慢慢地減量。因此，一旦接受胃潰瘍或十二指腸潰瘍的藥物治療時，為了避免引起重大的副作用，必須耐心接受治療。

最近，omeprazol的新藥廣被使用。目的是阻斷分泌胃液的質子幫浦。效果比cimetidine更為顯著，也因此可能會出現藥效過強的問題，結果會抑制鹽酸的苯亢羧酸的殺菌作用。其他，在副作用上還有許多的疑點，因此只能夠短期間使用。

因此，這也可以說明對潰瘍展開突擊式攻擊的藥物。

另外，循環器官系統中也存在H_2接收體，所以有可能會出現緩脈等的副作用。

《與其他藥物併用時的副作用》

鈣拮抗劑（降壓藥）、theophylline（支氣管擴張劑）、warfarin（抗凝血劑）、benzodiazepine系的安眠藥、phenytoin（抗癲癇劑）、三環系的抗憂鬱藥、β遮斷劑（降壓藥等）、quinidin、lidocaine、procainamide（抗心律不整藥）與cimetidine併用時，會增強藥效。

《這時要向醫生報告》

出現流鼻血、牙齦出血、容易瘀青、發燒、噁心、發疹、焦慮、幻覺、嚴重頭痛、緩脈、心悸、脫毛、性慾減退等症狀時，要向醫生報告。

●**butylscopolamine（buscopan）、dicyclomine＝雙環胺（kolantyl）等**

這是抑制胃液分泌、使消化管運作遲緩以消除胃痛的藥物，也是抗膽鹼作用的藥物。副作用包括**口渴、排尿困難、心悸、眼睛怕光**等。

《與其他藥物併用時的副作用》

chlorphenylamine＝順丁烯二酸氯苯胺為代表的抗組織胺劑、三環素抗憂鬱藥、chlorpromazine＝氯丙嗪（抗精神病藥）等藥物，都具有抗膽鹼作用。與這些藥物併用時，很可能會增強副作用。

《這時要向醫生報告》

出現口渴、唾液分泌不暢、心悸、眼睛怕光、排尿困難、便秘等症狀等。

●secrtin＝腸促胰液素（secrepan）

這是抑制胃酸分泌、保護胃粘膜的藥物。服用後，會出現**嘔吐**、**食慾不振**、**下痢**、**便秘**等症狀。

●氫氧化鋁凝膠與氫氧化鎂混合劑（maalox）等

是中和胃酸的液體藥物。每天服用四～六次是有原因的。

首先，服用之後能夠中和胃酸，在氫離子指數達到四～五時，效果最佳。一旦超過這個指數，催胃液激素接收體受到刺激，就會促進胃酸的分泌，因此在用量方面要掌握得宜。

這個氫離子指數上升的時間，最長為六十分鐘。為了維持制酸劑的氫離子指數在胃中達到有效範圍，因此就要增加制酸劑的服用次數。不過，如果併用抗膽鹼作用藥，不但效果倍增，而且有效時間增長，可以善加利用。

制酸劑中的鋁與痴呆症有關，雖然原因至今不明，但是為了安全起見，最好不要長期服用，購買市售藥時，要考慮到這個問題。

市售的制酸劑、消化藥、綜合胃腸藥大都含有碳酸氫鈉（重碳酸鈉），現在我們來換算其中所含的鹽分——。如果一次使用六〇〇㎎的重碳酸鈉，一日服用三次，亦即一八〇〇㎎，則大約攝入一・三g的鹽分。

然而，高血壓患者一日的鹽分攝取量以六～八g為限，因此，這些藥物中的鹽含量是不容忽視的。

市售藥中的甘草與glycyrrhizin，容易使鹽分與水分積存在體內，造成臉、四肢及眼皮浮腫。因此，腎臟病或高血壓患者需要注意。使用之前，要仔細閱讀說明書。

此外，抗膽鹼作用的藥物也具有副作用，在使用市售的胃腸藥之前，務必要詳讀說明書。

總之，制酸劑不能長期大量服用。

《與其他藥物併用時的副作用》

藥物與大量的牛奶併用時，會引起高鈣血症，使得血中的尿素氮增多，引起噁心、食慾不振（乳、鹼症候群）。一般的民間療法，會利用大量的牛奶來治療暫時性的胃潰瘍。不過，如果與制酸劑併用，可能會引起不艮的副作用。

≪這時要向醫生報告≫

因為長期大量服用而引起肌肉痛、心悸、焦慮、骨頭疼痛等症狀時，要向醫生報告。

●sucralfate（ulcerlmin）

這是具有保護粘膜及抑制胃阮酶作用的藥物。會與食物中的蛋白質結合（＝使藥物失效），必須在飯前一小時或睡前等空腹時服用。

不過，即使忘記而仍然進食，也不要因此而中止服藥。

副作用包括**便秘**、**噁心**、**感覺不適**等，會出現消化器官的症狀。

≪與其他藥物併用時的副作用≫

與 neuquinolone 系化學療法劑或 tetracycline＝四環素系抗生素併用時，會使藥劑不易吸收，減弱藥效。

作用於消化管的藥物

胃腸機能調整藥

〔主要成分的分類與一般名稱〕metoclopramide、domperidone、trimebutine、granisetron
〔市售藥〕無

疾病與藥物的結構

開發出抑制令人難受之噁心感的藥物

這裡要說明的是胃腸機能調整劑，亦即抑制嘔吐感的藥物。

一旦腸管的運動失調、平衡感紊亂、血液中存在毒性物質時，就會引起嘔吐感。所謂平衡感的紊亂，就如暈船、暈機一般，是由於嘔吐中樞受到刺激，而此刺激得到腸管，促使腸胃管的內容物逆流所致。

相信大家都有過這樣的感覺，同時為了預防暈車、暈船或暈機，也會事先買市售藥服用。

另外二種形態的嘔吐，就要利用醫療用藥加以防止。腸管運動失調所引起的噁心，其構造與暈車、暈船類似。而當血中有毒性物質存在時，首先延髓中的化學性嘔吐誘發帶（多巴胺、血清素接收體）會得到訊息。其次這個刺激會傳達到嘔吐中樞而導致腸胃管內容物逆流，引起嘔吐。

因此，為了防止嘔吐，就要抑制化學性嘔吐誘發帶的察覺作用，遮斷誘發帶中的多巴胺接收體（遮斷物質包括metoclopramide、domperidone），血清素接收體（遮斷物質包括granisetrom等）。後者的新藥為英國所開發，能夠抑制抗癌劑所產生的強烈嘔吐感。另外，遮斷消化管的多巴胺接收體，能夠改善消化管運動的失調。而利用metoclpramide或domperidone，就能去除便秘，恢復正常的排便狀態。

此外，trimebutine能夠直接作用於消化管的平滑肌，使其恢復正常的運動，需要依症狀的不同分別使用藥物。

副作用的結構　高齡者或小孩可能會出現類似帕金森病的症狀

●metoclopramide（primperan）、domperidone（nauzelin）

因為遮斷多巴胺接收體而能夠抑制嘔吐。不過，可能因為藥效過強，而出現與帕金森病（多巴胺的作用不足而引起的疾病）類似的症狀，亦即**手腳震顫**、**肌肉僵硬**等。尤其是高齡者與小孩容易出現這種副作用，要注意。

另外，腦下垂體前葉的多巴胺接收體一旦被遮斷，有可能引起荷爾蒙失調的副作用。男性會出現**女性化乳房**、女性會**分泌乳汁**。

《與其他藥物併用時副作用》

與毛地黃製劑（強心藥）併用時，可能出現噁心、嘔吐等毛地黃中毒症狀。同時，在與酚噻嗪系、butyrophenone系的製劑（抗精神病藥）、carbamazepine（抗癲癇劑）、蛇根木（reserpine=利血平等降壓劑）等藥物併用時，也要慎重其事。

《這時要向醫生報告》

出現搖晃，想睡，臉、舌、手、眼睛的運動異常，發抖，胸部腫痛等症狀時，必須告訴醫生。

●trimebutine（cerekinon）

直接作用於消化管，而不會對頭部或荷爾蒙產生副作用，但是可能會引起**食慾不振**、**腹脹**等的副作用。此外，過敏體質者較容易產生這些副作用，一旦出現**發疹**的症狀時，要告訴醫生。

●granisetron（kytril）

服用抗癌劑以後，可能會引起強烈的噁心感，造成食慾不振，體力減退，降低對抗癌症的意志力。而這個新開發出來的藥物，能消除前述的症狀，但是關於其副作用，目前無法充分掌握。總之，現在堪稱是提昇醫療品質的時代。

關於副作用，目前只知道會引起**頭痛**、**失眠**、**頻脈**、**胃部不適**等。

作用於消化管的藥物

瀉藥

〔主要成分的分類與一般名稱〕刺激性瀉藥（phenovalin、sennoside＝番瀉葉苷、bisacodyl、picosulfate sodium 等）、鹽類瀉劑（硫酸鎂等）、膨脹性瀉藥（carboxymethylcellulose＝羧甲基纖維素）

〔市售藥〕刺激性瀉藥＝番瀉葉（安藤等）コーラック（P＆G Health care）サラリン（大塚）タケタ漢方便秘藥（武田）Aloe（福田龍）スルーラックS（SS製藥）等、膨脹性瀉藥＝サトラックス（佐藤）等

疾病與藥物的結構

便秘有二型，用法錯誤會造成反效果

任誰都有過便秘的經驗，尤其女性，四十～五十歲層的便秘患者最多，男性的顛峰期在六十～七十歲。這是根據調查報告（日本醫事新報№３２６７、一九八六年十二月六日）所得知的事實。

一般的常識認為，只要改善飲食生活與生活習慣，多半能夠消除便秘，但是由於市售的瀉藥很容易得手，因此有很多人長期地使用瀉藥，其結果會造成腸管的肌肉痙攣。

腸管的突然收縮，會造成蠕動運動的規律失調，不易排出軟便，為了使排便順暢而加重

分辨便秘類型的方法

特　徵	弛緩性便秘	痙攣性便秘
年齡層	高齡者居多	年輕人居多
便秘出現的情況	持續性	間歇性
便意	弱	大多強烈
大便的特徵	粗、硬、量多	小、硬、量少
粘液便	少	多
其他	無	下痢、便秘交替出現、殘便感、腹痛，尤其在飯後經常出現腹痛與便意。

瀉藥的用量，其結果造成下痢而經常跑廁所，最後引起瀉藥性結腸症候群，是很棘手的疾病。

長期為便秘所苦的人當中，有的是因為腸內長息肉，或卵巢出現囊瘤，壓迫腸而造成排便困難。不論如何，都需要接受醫生的診察。

便秘分為弛緩性與痙攣性二種形態，各具不同的特徵（參照上表）。首先要確認自己是屬於哪一型。

如果是屬於弛緩性的，則攝取富含纖維質的食品能夠奏效。若屬於痙攣性者，則最好攝取清淡、易消化的食物，與腹瀉時的飲食相同，必須加以區分。

瀉藥大致分為①刺激性瀉藥、②鹽類瀉藥、③膨脹性瀉藥。①是刺激小腸、大腸、直腸，促進排便。②與③能增加便中的水量，刺激腸管，促進排便通暢。

市售藥與醫療用的瀉藥，以刺激性瀉藥為主流。如果是經由醫生的刺激而使用藥物，那就不必擔心。這種刺激性瀉藥對於弛緩性便秘有效，但如果用於痙攣性便秘的場合，則會造成腸部痙攣，出現下痢，或使便秘更為惡化。因此，要依便秘形態的不同，選用適當的胃腸機能調整藥。

下面就逐一介紹各種藥物的副作用。

副作用的結構　孕婦要特別注意藥物的使用與習慣性

●**phenovalin（phenovalin、laxatol）、sennoside＝番瀉葉苷（pursennid）、bisacodyl（teleminsoft）、picosulfate sodium（laxoberon）等**

這些都是會刺激大腸的瀉藥。此外，刺激性瀉藥也有刺激小腸的藥物（蓖麻油）與刺激直腸的藥物（灌腸），不過，仍以刺激大腸的瀉藥為主。

孕婦尤其要注意副作用的問題。懷孕中易引起便秘，任意服用這系列的藥物，會引起骨盆充血，導致**早產**。因此，懷孕中遇有任何問題，要找醫生商量。此外，生理期中的人，可能會出現「沈重感」，最好避免使用瀉藥。

另外，這些藥物容易讓人產生**依賴性**，在使用這種藥物之前，一定要去除忍便的習慣，否則會為了追求更強的刺激（便意）而習慣地使用藥物。

不過，同樣是大腸刺激性藥劑中的 laxoberon（液濟），是比較不會形成習慣性問題的藥物。

上述的瀉藥中，大都含有番瀉葉與大黃的成分（市售藥亦是），服用後，**尿色變紅**，但並非血尿，只要中止服用，就會恢復原來的尿色。

根據報告顯示，使用 phenovalin 會出現**斯蒂芬森症候群**（皮膚粘膜眼症候群）以及**雷耶爾症候群**（中毒性表皮壞死症）。

因此，懷孕中的人尤其要注意其使用與習慣性的問題。

瀉藥的效果可以持續六～十二小時。夜晚服藥前，要盤算第二天早上可能排便的時間。如果經常在搭車上班的途中忍便，就會引起習慣性便秘。

另外，痙攣性便秘者，不可使用這類藥物。否則會使原本收縮力過強的腸管更為收縮，必須要選擇痙攣性便秘專用的藥物。可與醫生商量後再使用。市售的藥物多半為刺激性瀉藥，購買時，要請教藥劑師。

《這時要向醫生報告》

出現發燒、食慾不振、嚴重疲勞、腹痛、噁心等症狀時，要告訴醫生。

●硫酸鎂（硫酸鎂）等

鹽類的瀉藥是增加便中的水分，形成體積較大的便塊，刺激腸壁而造成排便順暢。由於藥效顯著且不會養成習慣性地用藥，因此深受慢性便秘患者的喜愛。

與水分一起服用時，更能展現效果。

一日使用二公克左右的鎂，並不會產生副作用，然而如果過量服用，會造成鎂中毒。宜適量服用。

●carboxymethylcellulose（bulkose）

主要是增加腸管內的水量，使糞便體積變得大且柔軟，藉此刺激腸壁。與水一併服用，效果顯著，沒有習慣性的問題。

副作用方面，則是會出現輕度的**腹脹感**。

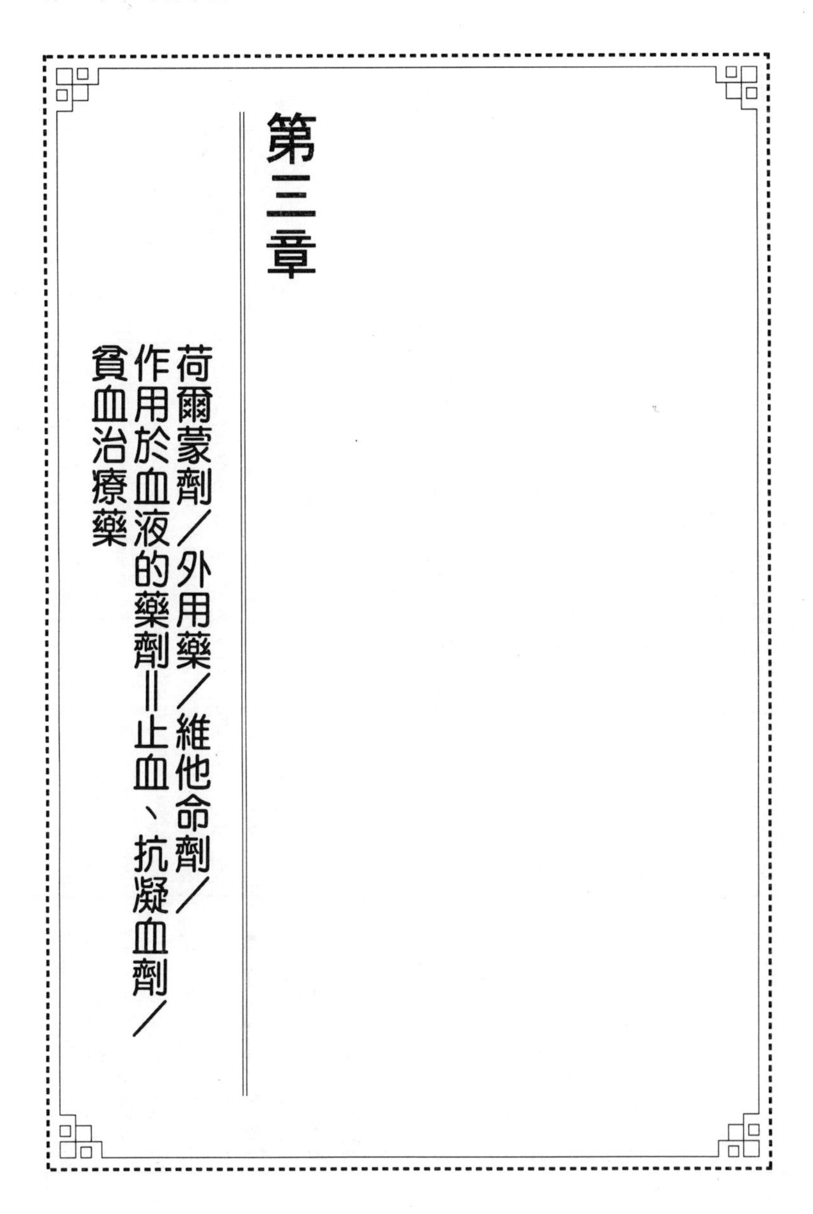

第三章

荷爾蒙劑／外用藥／維他命劑／作用於血液的藥劑＝止血、抗凝血劑／貧血治療藥

荷爾蒙劑

〔**主要成分的分類與一般名稱**〕甲狀腺荷爾蒙劑（levothyroxine sodium＝左旋甲狀腺素鈉、liothyronine sodium）、抗甲狀腺劑（thiamazole＝甲巰咪唑、propylthiouracil＝丙基硫尿嘧啶）、成長荷爾蒙劑（somatotropin＝生長激素等）、oxytocin 製劑＝催產素（催產素）、vasopressin 製劑＝抗利尿激素（抗利尿激素、desmopressin acetate 等）、副腎皮質消炎荷爾蒙劑（cortisone＝可的松、hydrocortisone＝氫化可的松、prednisone＝脫氫可的松、betamethasone＝倍他米松等）、卵泡荷爾蒙劑（estradiol benzonate、ethynylestradiol＝乙炔雌二醇、estrogenes conjugated 等）、黃體荷爾蒙製劑（chlormadinone acetate 等）、卵泡・黃體荷爾蒙混合劑（progesterone estradiol benzonate 等）、prostaglandin＝前列腺素製劑（dinoprost 等）、eicosapentaenoic acid＝二十碳五烯酸

〔**市售藥**〕無

疾病與藥物的結構

微量荷爾蒙也能維持生理機能

維持人體健康狀態的物質，主要是荷爾蒙、化學傳達物質和自體有效物質發揮效用的結果。荷爾蒙是在特定細胞聚集的器官中所分泌或放出的特定物質。化學傳達物質是神經末梢所製造分泌的物質，能傳達情報給其他的神經或細胞。自體有效物質是以各種形態隱藏在身體的各種部位。

當各部位出現狀態或異常時，這種物質會放出而產生作用。當身體的某些部分產生問題，就會分泌出物質，而把刺激（情報）傳達給適當的部位，以維持身體的健康。

在此，針對荷爾蒙的種類、作用與副作用作詳細的敍述。

荷爾蒙是身體所製造出來的，雖然極少量卻是維持生理機能不可或缺的物質。每一種荷爾蒙都出自專有的器官（本書為了方便而稱為專門器官），這荷爾蒙會與其運作器官（所謂的目的器官）產生關係，發生作用，即專門器官分泌荷爾蒙而進入血液，在血液中保持適當的濃度（血液中荷爾蒙的量），控制其目的器官正常運作。

不過，由於某種原因而使專門器官的荷爾蒙分泌減少，這時很可能會造成目的器官無法正常運作，所以利用荷爾蒙劑來補足專門器官所無法分泌的荷爾蒙。可分為人工製造的和天然的荷爾蒙（由人體或動物體內中抽取出來含在藥物中稱為真荷爾蒙藥）。

人工荷爾蒙也稱作「類荷爾蒙物質」。不過，這種物質進入體內時，對於目的器官所產生的作用和天然的物質相同。

進一步來說，這種人工荷爾蒙比真的天然荷爾蒙藥效強約數十倍。如果需要顯著的荷爾蒙作用時，注射一次天然的荷爾蒙便可維持十天以上。

在此，大略說明荷爾蒙的種類和作用。

荷爾蒙依製造場所的不同，大致可以分成①腦下垂體荷爾蒙、②副腎皮質荷爾蒙、③性荷爾蒙、④甲狀腺荷爾蒙、⑤其他。

首先，關於腦下垂體荷爾蒙，在腦下垂體的前葉、後葉都會分泌荷爾蒙。前葉分泌性腺荷爾蒙、甲狀腺刺激荷爾蒙、副腎皮質刺激荷爾蒙、成長荷爾蒙、催乳激素；後葉會分泌腦下垂體後葉激素（抗利尿荷爾蒙）和後葉催產激素（誘發陣痛荷爾蒙）。

前葉這專門器官所分泌的三種荷爾蒙，會刺激各個目的器官。例如：對於卵泡的目的器官產生刺激，使卵泡這器官的卵泡荷爾蒙產生分泌作用。前葉能夠使卵泡器官產生分泌卵泡荷爾蒙的物質，稱為卵胞刺激荷爾蒙。

其他的二種荷爾蒙也同樣地使目的器官分泌荷爾蒙，分別稱為甲狀腺刺激荷爾蒙與副腎皮質刺激荷爾蒙。前葉所分泌出來的三種荷爾蒙能刺激其目的器官，使其分泌出荷爾蒙。不過到底會分泌多少分量的荷爾蒙？這就是靠下視丘部分所分泌的荷爾蒙指示前葉各器官的荷爾蒙分泌出最適當的量，其中的過程非常複雜。

總之，下視丘是測定血中荷爾蒙量的測定器官，測定出量較少時，就會指示前葉多分泌一些荷爾蒙。

依照其指示來決定刺激荷爾蒙的分泌量，並決定其目標器官分泌荷爾蒙的多寡。

接著，是關於副腎皮質荷爾蒙（＝類固醇），在腎臟的上方有個如蠶豆一般大的副腎，在其皮質部分以膽固醇為原料製造出來的荷爾蒙。雖然膽固醇被大家認為是不好的物質，不過卻是製造各種荷爾蒙重要的原料。當然，如果超過人體所需，這些膽固醇就會對人體有害。副腎皮質荷爾蒙在構造上具有所謂的類固醇，這種荷爾蒙能夠抑制發炎與過敏，甚至對於氣喘與風濕、免疫性疾病等，都有很大的效用。

性荷爾蒙也是具有類固醇的物質，這種荷爾蒙是由副腎與男、女的性器官所製造的。與前述的副腎皮質荷爾蒙相互配合，而且具有類固醇物質的共通作用。其主要的作用有：①男性化作用、②女性化作用、③蛋白質同化作用（將血液中的脂質轉變為好膽固醇的作用）、④貯存鈉的作用、⑤消炎作用等。

甲狀腺荷爾蒙是由甲狀腺所製造的，主要能活化身體的運作，對於身體消耗能源的部位產生作用。

以上這些荷爾蒙類的藥劑，主要是用於補充荷爾蒙的不足，不過最近有的是用來促進更多的荷爾蒙，以此為目的而使用這些藥劑。

副作用方面，各荷爾蒙有其不同的副作用，不過其要注意的共通點就是負面的回饋作用。荷爾蒙不足時，要使用荷爾蒙劑來補充。這種藥劑只要微量就能使身體產生顯著的作用，但是荷爾蒙在血中濃度的調節是非常困難的。

如果荷爾蒙劑使用過量，這時候會刺激荷爾蒙的分泌器官，產生「已經夠多了，不需要再分泌了」的訊息，如此會使本身分泌的荷爾蒙更加減少，所以在服用藥物的時候，體內有這些藥物產生作用，本身的荷爾蒙減少分泌，也許還不會產生很大的問題。

不過一旦停止使用荷爾蒙以後，可能會因為荷爾蒙專門器官的罷工造成了荷爾蒙的不足，這時候就會產生「負面的回饋作用」，引起反彈現象，甚至導致病情惡化，而不得不長期使用荷爾蒙藥劑。

荷爾蒙劑短期使用沒有問題，不過若長期大量使用，可能會出現負面的回饋作用。因此大部分的醫生要減藥的時候，會慢慢地減量。

有的人因為疾病之故，而不得不長期使用荷爾蒙劑，這時最好和醫生溝通，按照醫生的指示來遵守服用藥量。

以下根據各種荷爾蒙的副作用作一說明。

副作用的結構　是否使用催產前，要作慎重的判斷

●levothyroxine sodium（thyradins）、liothronine sodium（thyronine）等

甲狀腺分泌的甲狀腺荷爾蒙不足時，就需要使用甲狀腺荷爾蒙劑。依其構造可分為T_3的 thyroxine sodium 和T_4的 liothronine sodium。

甲狀腺荷爾蒙能促進脂肪、蛋白質的代謝，也能促進成長、發育，增進水和電解質的排泄，維持中樞神經機能的作用。當這種荷爾蒙不足時，會使各種作用減弱，只服用少量也會

感受到水分所造成的虛胖，以及慵懶、昏睡的現象。

這種症狀使用甲狀腺荷爾蒙能夠獲得改善，但是一旦服用過量就會出現食量大增卻不會發胖、心悸、出汗，類似**巴塞杜病**的副作用，所以服用這種藥劑時，出現體重異常減輕的症狀時，就必須要注意。

《與其他藥物併用時的副作用》

與降血糖劑併用時，會使降血糖劑的效果減弱。與毛地黃製劑（強心藥）併用時，很難掌控毛地黃的用量與設定，很容易出現毛地黃的中毒現象。與warfarin（抗凝血劑）併用時，會增強warfarin的作用，出現出血不止的現象。與colestyramine（高脂血症用藥）與甲狀腺荷爾蒙劑同時服用時，會使甲狀腺荷爾蒙劑不易吸收，因此這時最好隔四～五個小時再服用。

甲狀腺荷爾蒙要與碘併用，而高麗菜、菜花、蕪菁等油菜科的食品成分中，會有妨礙碘的吸收的物質。

《這時要向醫生報告》

出現呼吸困難、心悸、發汗、發燒、失眠、月經失調、發抖等現象時，要告訴醫生。

●thiamazok（mercazole）、propylthiouracil（propacil、thiuragyl）

以巴塞杜病為代表的這種甲狀腺機能亢進症所使用的藥物，與前述的甲狀腺荷爾蒙劑相反的，這種藥是用來抑制甲狀腺荷爾蒙的分泌。關於這些藥物的副作用，一般認為會出現**甲狀腺荷爾蒙低落的症狀**。使用這些主要的藥物以後，難以確保適當的血液中濃度，所以除了使用抗甲狀腺劑以外，也使用甲狀腺荷爾蒙劑來補充不足的部分。這種使用藥物作用相反的情形，有些人會覺得很不可思議。

最主要的副作用為**無顆粒球症**（即會抑制白血球中的顆粒球，使其無法製造出來）。服用後二週內至三個月以內會發生，產生喉痛、發燒有如感冒的症狀，所以在這階段要注意是否有副作用，如果發生副作用，趕快接受治療是最重要的。稍有延誤就會引起感染症（肺炎等）。

據說使用 propyoltniouracil，發生無顆粒球症的的比例是二三〇人中有一人，如果不注意會產生非常嚴重的副作用，所以服用這些藥物的人要多加注意。如果覺得出現感冒的症狀時，必須要接受醫師的診察，不能夠任意服用市售藥。

一般而言，巴塞杜病要接受長期的治療（二年左右），在使用藥物的時候，不可掉以輕心。特別是剛開始使用藥物三個月時，是非常重要的時期。受診時，通常需要進行血液檢查，確認是否出現不好的作用，所以服用者必須要很有耐性，確實地接受檢查。

通常這種藥的使用為九十天（三個月），然而有很多人在服用藥物的三個月內，完全沒有作血液的檢查，難以確認是否出現副作用，因此這些人更需要作自我觀察。

巴塞杜病患者的體內會大量消耗維他命Ｂ，因此，除了抗甲狀腺劑以外，醫生可能會再開出維他命Ｂ的處方。這些人在日常的飲食生活中，也要積極攝取維他命Ｂ群的食物。

由於這些藥物會使交感神經的β接收體提高敏銳性，所以會出現**心悸**的現象。如果告知醫生，醫生可能會使用β阻斷藥或減量。有的人會出現原因不明的ＳＬＥ（全身性的紅斑狼瘡）。其症狀為兩頰出現紅潮，由正面看來有如蝴蝶的翅膀一般。皮膚出現紅色的皮疹，容易脫髮，手腳的關節疼痛等症狀。這些症狀因人而異，不盡相似，一般而言大都會有手腕、腳脖子的關節疼痛的現象。產生這種現象的又以女性居多。服用這些藥物的人，要有可能會出現這些副作用的心理準備。

依個人的不同，有的人甚至會出現**蕁麻疹**與**味覺異常**的現象。

≪這時要向醫生報告≫

出現發燒、喉痛，極度的疲勞，牙齦容易出血，容易瘀青，關節疼痛，全身痠痛，水腫、出疹子、發癢、體重增加等症狀時，必須向醫生報告。

●生長激素（genotropin）等

關於骨骼的成長中，對於有一些身高非常矮的人（侏儒症）和身高非常高的人，使用這種成長荷爾蒙製劑。這是從死人的腦下垂體前葉所萃取出來的荷爾蒙，當成治療的藥劑。由於這種藥物的取得非常困難，所以價格不菲。有一些人就這麼眼睜睜地喪失治療的時機，像這樣的情形並不少。

但是一九八八年，由於在人類成長荷爾蒙的遺傳因子工學上開發大量生產，將遺傳因子配合大腸菌，在大腸菌中合成了成長荷爾蒙。大腸菌的增殖非常快，因此在短期間就能夠大量地製造出成長荷爾蒙劑，是醫學的一大進步。

生長激素就是這種大進步所發展出來的。在治療侏儒症方面也有很大的進步。由於這種藥劑的幫助，使身高增長，運動能力增強。為了預防被醫學以外的目的之用途誤用，要使用這種藥物時，應向成長科學協會提出醫師的判定申請書，得到批准以後才可以取得這種藥物。而且關於使用這種藥物的妥當性與義務方面，都有詳細的規定與說明。考慮到其副作用，確實有必要嚴格防範其濫用。

其副作用為**糖尿病與惡性腫瘤**。

關於糖尿病，可能成長荷爾蒙製劑會對末梢組織產生一種阻礙胰島素的作用而引起，而惡性腫瘤具有因為成長荷爾蒙而使細胞數增加的作用，很可能會使癌細胞增加、惡化。

因此本來就有糖尿病或惡性腫瘤的人，不能使用這種藥物。甚至於在使用這種藥物以前，要確定是否有這種疾病，先作充分的檢查使用。

●催產素（atonin、syntocinon）等

這是利用子宮收縮作用進行催產的藥物，是以點滴的形式來使用。

對於已決定日期，計劃生產的人而言，這種藥物非常方便。不過這種點滴使用過量時，會導致陣痛過強（**過強陣痛**），造成子宮內的壓力，甚至會使胎兒死亡；還有子宮破裂而導致母體有生命之虞。

因此，使用催產素時，在點滴速度的調節與生產監視裝置方面，要進行充分的觀察。以嚴格的確認為前提來進行。

孕婦本身要先決定自然生產或計劃生產，充分考慮以後再選擇醫院。有一些人在住院以後，才知道這家醫院的方針是以自然生產為主，而產生無謂的困擾。母親本身能夠決定生產方式，所以孕婦本身務必要先作了決定再選擇醫院。

一般而言，是依照其收費、建築物、病房的設備是否豪華舒適來選擇。還有，是否有二十四小時的服務，以及與患者是否能夠充分溝通作為考量。

當然，這種子宮收縮劑是陣痛微弱的人不可或缺的，要切記這一點。

《與其他藥物併用時的副作用》

與前列腺素製劑併用時，由於這種藥物也具有子宮收縮作用，所以二者併用時，會造成子宮收縮作用增強。使用cyclophosphamide（抗癌劑）的人，會增強催產素的作用。

●腦下垂體後葉激素（pitressin）、（desmopressin 點鼻藥）等

有些人因為車禍而導致腦下垂體受傷，引起尿崩症（嚴重的口渴，因為水分攝取過多，造成尿量較多的病症），為了改善這種症狀而使用的藥物，就是腦下垂體後葉荷爾蒙製劑。現在，點鼻液劑 desmopressin 的利用非常廣泛。

如果這種藥物藥效過強，會使尿量太少，使身體的水分積存，引起**體重遽增**、**水腫**，有的人會有**頭部沈重感**。

因為尿崩症等而使用這種藥物的人，必須要注意自己一天的尿量有多少。特別是因為車禍而喪失腦下垂體後葉功能的人，必須要使用這種藥物，這些人要進行自我管理。

《這時要向醫生報告》

覺得眼皮沈重，一天內增加了二～三公斤時，以及頭痛、失眠、嘔吐、鼻粘膜受到刺激（使用點鼻液時）等症狀。

●副腎皮質素（cortone）hydrocortisone（cortril）、prednisolone（predonine）、betamethasone（rinderon）等

副腎皮質消炎荷爾蒙劑一般被稱為類固醇劑。在構造上，這是屬於具有類固醇結構的物質。這種物質只要其構造稍有改變，就會形成另一種物質，如此急速地被開發出來。

「真的荷爾蒙」如副腎皮質素與hydrocortisone在構造上稍有改變，變成「類荷爾物質」，如prednisolone和betamethasone等。這些藥物有數十種，有的用來口服，有的是注射液，有的是軟膏，有的是乳液，有的是點眼藥，有的是點鼻劑，使用的形態也不一樣。其主要作用為阻礙過敏的根源，如：抑制發炎或過敏反應。

因此，可以廣泛地應用於治療過敏性疾病（氣喘等）、免疫性疾病（腎硬化、風濕、白血病）等。

關於各種使用藥劑的形式，在此只針對口服藥物來說明。

使用方法方面，有的只是在早上的時候吃一次，有的是每隔一天吃一次，有的是在開始時大量使用，然後再少量地使用。有的是吃了四天休息三天，有不一樣的用法規則，要使這些藥物確實發揮藥效，不過卻要注意可能會因爲每天服用而產生負面的回饋作用，以及預防脫離藥物的失敗。

有的醫生因此而盡量選用半減期較短的藥物（藥效時間較短的物質），特別是需要長期大量使用藥物時，就必須要非常慎重小心。

類固醇劑非常有效，但是有如前述，一旦要脫離藥物非常困難，這就是所謂的**脫離症候**

群，會出現各種副作用。

這種伴隨著危險的物質，有的人會**誘發感染症**或使**病情惡化**，產生**消化性潰瘍**、**骨質疏鬆症**、**精神壓力**、**糖尿病**、**白內障**、**青光眼**，還有的雖然不會危險，但是對於當事人而言，卻是難以忍受的折磨，如：**月亮臉**、**多毛**、**牛背**等現象。

至於感染症，是因為這種藥物會使免疫機能降低而引起。在還沒有使用這藥物時，即使感染了也不會發病。但是使用藥物以後，會使這種感染症容易發病（＝機會感染）。最多的就是皮膚感染症，其次就是肺的感染症。甚至有的容易出現長瘡、感冒的症狀等等。

消化性潰瘍也可以稱為類固醇潰瘍，可能會出現突然的胃出血或便血。這是因為類固醇劑會促使鹽酸分泌過多，而抑制了具有防禦作用的胃粘膜液的分泌。實際上確實的原因還不清楚。

一般在使用類固醇劑一個月左右，會出現這種情形，因此剛開始使用這種藥物時，為了防範這種副作用，很可能一生都有需要使用制酸劑與粘膜保護劑。

骨質疏鬆症是因為鈣質不足而使骨骼脆弱，以致容易骨折的疾病。使用類固醇會妨礙鈣質的吸收，促進腎臟對鈣的排泄，引起這種副作用。骨質疏鬆症大都發生在背部的脊椎骨。脆弱的脊椎骨受到壓迫而產生骨折，或背部疼痛等的例子非常多。

再者，也許會感受到強烈的精神壓力，精神上會出現不安、焦慮的狀態。使用類固醇劑，能夠活化刺激交感神經的物質（兒茶酚胺），所以會造成這種副作用。關於這種副作用的判斷，需要依靠專業人員，所以最好找醫生商量。

糖尿病也是主要的副作用，因此也被稱為類固醇糖尿病。由於類固醇荷爾蒙這種物質對於糖和胰島素會產生作用，所以很容易在這方面產生副作用。這時必須要遵照醫生的指示，進行尿糖、血糖的檢查。如果產生問題，要接受醫生的指示進行治療。

對於白內障、青光眼這種眼部的障礙，還有肌肉的衰退引起**肌病**（肌肉障礙特別是下肢的肌肉減退，一般患者都會抱怨蹲下以後要站起來很不容易），這是類固醇劑所引起的。還有，類固醇劑常常會引起月亮臉，使臉部和身體增胖，以及手腳變細的症狀。

其他的還有會使體毛變硬，女性會出現多毛症，聲音低沈的症狀。由於頸部脂肪堆積，會造成水牛背的情形。

以上的情形都是因為長期大量使用藥物，而容易出現的副作用。這是藥效非常好的治療藥，不過必須要依照醫生的指示，遵守藥量，免得出現嚴重的副作用。

≪與其他藥物併用時的副作用≫

和巴比妥酸類藥劑（安眠藥、抗癲癇藥）、phenytoin（抗癲癇用藥）、ritapicin（結核病用藥）併用時，會使副腎皮質消炎荷爾蒙劑的藥效減低。與水楊酸類的藥劑（解熱鎮痛消炎藥）併用時，會使血液濃度中的水楊酸上升，容易造成水楊酸中毒，引起胃潰瘍、十二指腸潰瘍的症狀。

與抗凝血劑和經口的降血糖劑併用時，很可能會降低抗凝血作用與降血糖作用。與沒有保持鉀的利尿劑併用時，可能會引起低鉀血症。

《這時要向醫生報告》

皮膚產生變化，感染症無法痊癒，發燒、背部疼痛、赤便、焦油狀的黑便時。口渴、憂鬱、焦慮，視線模糊不清，增胖，多毛，月經異常等。

●安息香酸 estradiol（orahormon）、ethinylestradiol（prosexol）、黏合型 estrogen（romeda）等

女性荷爾蒙是由副腎皮質與卵巢所分泌的，即卵泡荷爾蒙和黃體荷爾蒙二種。

前述的腦部的下視丘所分泌的荷爾蒙，可以促進腦下垂體前葉的性腺刺激荷爾蒙（卵泡刺激荷爾蒙和黃體素）分泌，卵泡刺激荷爾蒙可以使卵泡荷爾蒙分泌。卵泡荷爾蒙是隨著卵泡的成熟，分泌量逐漸地增加，這時黃體素也達到分泌量的最高點。主要關鍵就在於排卵（由卵泡排出卵子）。排卵以後，黃體素會開始分泌。

黃體素能使子宮內膜柔軟，使受精卵容易在子宮內膜著床。總之，像這樣的懷孕準備完成了。在這期間，卵子和精子結合（受精），在子宮內膜著床，懷孕。如果這時沒有受精，黃體素的作用會停止，子宮內膜出血，同時排出體外（月經）。

隨著月經的子宮內膜的脫落，卵泡荷爾蒙再度生成。卵泡荷爾蒙與黃體素在懷孕初期，對保持女性生理機能與身體健康發揮很大的作用。

在此，要說明的是卵泡荷爾蒙，對於男性荷爾蒙的抑制、血液凝固作用、促進骨骼的成長等，具有很大的作用。因此更年期障礙、月經困難症、男性的前列腺肥大、前列腺癌等的治療，經常利用卵泡荷爾蒙劑。

其副作用會產生**肝障礙**，長期使用時，會產生**血栓症**。因此，因肝臟不好而引起血栓性靜脈炎的人，不能夠使用這種藥物。

還有，在美國對於停經後的女性，其更年期障礙與骨質疏鬆症的預防與治療方面，經常使用這種藥物。更年期以後，長期使用這種藥物，發生子宮內膜癌的比率非常高，所以在使用時，必須要確認一下是否出現這種副作用。

《與其他藥物併用時的副作用》

與降血糖劑併用時，會出現血糖無法下降的症狀。

《這時要向醫生報告》

當出現嚴重的突然頭痛或看不清物品時，舌頭不靈活，胸痛，小腿疼痛，手腳痲痺，這是血栓所造成的。如果出現這種症狀，要立刻到醫院就診。

●progesteron、安息香酸 estradiol 混合藥（E・P・荷爾蒙）等

對於子宮內膜的變化、排卵抑制作用，以及對於乳腺的作用上，都使用黃體素。

因月經異常、機能性出血、迫切流產而使用，是為了避孕的目的而使用的。在此，針對黃體素與卵胞荷爾蒙的混合藥，即避孕藥的副作用作一說明。

初期時，使用這種避孕藥，發生**血栓症**的比率非常高，與卵泡荷爾蒙的量有關。因此開發出卵泡荷爾蒙量減少的低容量的避孕藥，從此血栓症的發生率也降低了。不過三十五歲以上的女性，抽煙者也是容易產生血栓症。一般大都是靜脈性的血栓症。

日本不許可這種避孕藥銷售於市面上，因為在擔心避孕工具的易於取得與愛滋病的問題，以及其副作用尚未有完備的解決，因此禁止在市面上販賣。

配合醫生的指示，再加上本人非常仔細，這一點很重要的。其他的副作用有水腫、體重增加、聲音沙啞、血壓上升、血糖值增高等。

《這時要向醫生報告》

使用避孕藥時，如果出現手掌麻痺、濃尿、水腫的症狀時，要向醫告報告。

●前列腺素（prostaglandin $F_{2\alpha}$）、二十碳五烯酸等

引發發炎的物質而備受矚目的物質前列腺素，在第一章中的解熱鎮痛消炎症劑項目中，已經敍述過了。這具有擴張末梢血管的作用，對於血小板的凝集有抑制作用的物質，同時也具有子宮收縮作用，和催產素一樣，具有誘發陣痛的效果。

今天廣泛應用於婦產科的領域中，利用其具有前述的作用，相信今後還會被廣泛應用於各領域中。

二十碳五烯酸是和前列腺素類似的物質，這種物質具有抗凝血作用，是成人病的預防上未來所期待的成分（在魚肉類中含量甚多），如沙丁魚、虱目魚、鮭魚卵等等。

前列腺素的副作用和其他的催產素劑一樣，會造成**過強的陣痛**。

《與其他藥物併用時的副作用》

與催產素製劑併用時，因為子宮收縮作用，可能很容易引起陣痛過強的副作用。

外用、表皮用藥

〔**主要成分的分類與一般名稱**〕類固醇外用藥＝超強型（clobetasol propionate等）、極強型（difluprednate, diflucortolone valerrate, fluocinonide, hydrocortinsone butyrate propionate等）、強型（betamethasone valerate, prednisolone valerate acetate等）、中強型（triamcindone acetonide, hydrocortisone butyrate等）、微弱型（methylprednisolone acetate, prednisolone等）

〔**市售藥**〕フルコートF（田邊）リビメックス（興和）ベトネベート（第一）ピロットD（全藥工業）ラナケインコーチ軟膏（小林製藥）オイラックスデキサゲル（藤澤藥品）等

疾病與藥物的結構

使用範圍最廣泛的類固醇外用藥

以下要介紹的是心臟病所使用的貼布藥、止痛的軟膏，以及針對皮膚疾病的外用表皮藥物。

首先，大略介絡一下皮膚疾病的種類。燙傷、斑疹、過敏性皮膚炎、尼龍毛巾引起的皮膚炎、蕁痲疹、疱疹、水泡疹、香港腳、疣、水痘、帶狀疱疹、蚊蟲咬傷、雞眼、蝨子等。

關於燙傷，大致可分為Ⅰ～Ⅲ度的症狀，輕者可以使用抗生素的混合藥或凡士林等軟膏，再加上類固醇的外用藥，重者可能必須要植皮。

斑疹即所謂的接觸性皮膚炎，是因為接觸了會引起皮膚炎的物質而引起的，可分為過敏性與非過敏性，依其症狀而有所分別。其原因物質各式各樣（化妝品、金屬、皮革製品、橡膠、樹脂、藥物、植物、清潔劑、尿片等），常見者如耳環（＝金屬）、漆（＝植物）、主婦的濕疹（＝清潔劑），以及尿片。

年輕女性之間最常出現問題的就是耳環，耳朵與耳環接觸的金屬部分會引起斑疹，因此只要在金屬部分覆蓋一層塑膠製的物質，就不會引起這種症狀。

這方面的治療除了消除原因物質以外，會使用類固醇外用藥。

尼龍毛巾引起的皮膚炎，像長期地使用尼龍毛巾或尼龍梳子、刷子、菜瓜布等，用這種尼龍物品強力地搓洗皮膚，使骨骼之上的皮膚沈澱色素，發黑。不過並沒有這一方面的治療藥，所以最好的方法是不要使用這種刷子來搓洗皮膚。

藥疹是因為藥物所引起的。治療皮膚的毛病，可使用表皮藥物，有的則使用消毒藥、點眼劑、塞劑等，有的人會引起過敏性的藥疹。

水泡疹是黃色葡萄球菌引起的濕疹。這時會使用抗生素軟膏或口服藥，以及抗組織胺的口服藥。

香港腳是感染白癬菌所引起的，這時要使用抗真菌藥物進行治療。這種菌進入指甲中，就必須要使用口服藥（griseofulvin）。

濾過性病毒會引起如疱疹、水痘、帶狀疱疹的症狀。依照各種症狀用抗病毒藥物進行治療。

關於蚋、蚊子、虻、跳蚤、壁蝨、蜜蜂等蚊蟲咬傷時，一般是使用類固醇外用藥、抗組織胺藥，以及氨水等。

有頭蝨時，使用除蝨粉。

雞眼和繭子大都是因為腳不合鞋子所引起的，這時要削除繭子或雞眼進行治療。

過敏性皮膚炎與蕁麻疹在此省略不提，在下文中的過敏用藥項目中為各位說明。疱疹、水痘、帶狀疱疹請參照抗菌藥劑一項。以上有關的表皮用藥，使用範圍最廣的是以類固醇外用藥為主，所以以下將詳述其副作用。

副作用的結構　使用時要確實遵照醫生的指示

●clobetasol proplonate（dermovate）、difluprednate（myser）、diflucortolone valervate（nensona）、fluocinonide（topsym）、betamethasone valerate（rinderon V）、prednisolone valervate propionate（lidomex 興和）、hydrocortisone butyrate propionate（pandel）、triamcinolone acetonide（kenacortA）、hydrocortisone butyrate（locoid）、methylprednisolone acetate（veriderm medrol acetate）、prednisolone（predonine）等

關於接觸性皮膚炎、過敏性皮膚炎等的皮膚炎和濕疹，多半使用副腎皮膚荷爾蒙（類固醇）的塗抹藥物。

塗抹的藥物群除了軟膏以外，還有冷霜、噴劑、貼布的形式。

這一類的藥物比口服藥的一次用量更少，因此如果能適當地使用，幾乎不必擔心會產生任何副作用。不過如果長期大量使用類固醇的外用藥，可能會出現全身性的副作用（參照荷爾蒙劑一項）。

類固醇外用藥依其藥效，可以分為五階段（大致分為超強、極強、強、中強、微弱）。塗抹藥物時，因為傷口的範圍很大，必須要長期使用，這時藥物會被皮膚所吸收。為了避免藥物引起全身性的副作用，這時最好是使用藥效性較為中等的藥物。萬一被蚊蟲咬傷而短期使用這種藥物時，也許可以使用藥性較強的類固醇藥物。不過，老人與嬰幼兒的皮膚吸收可能會過量，所以要考慮使用藥效較弱者。

一般醫生會根據疾病種類、作用部位（範圍、部位）、使用期間、年齡等來決定使用類固醇五種階段的藥物，避免產生副作用。因此，在使用類固醇外用藥時，要一〇〇％遵守醫

外用類固醇劑的局部副作用

副　作　用	易發生的年齡層
I、以抑制細胞增殖與纖維新生為主	
1） 皮膚萎縮	老人・嬰幼兒
2） cortisone skin injury	老人
3） 皮膚線條萎縮	青春期
4） 非乾皮症的魚鱗癬樣變化	老人・嬰幼兒
5） 延緩創傷的修復	
6） 星狀偽瘢痕	老人
7） 類固醇紫斑	老人
8） 類固醇潮紅 ｝類固醇皮膚症	嬰幼兒
9） 微血管擴張 ｝類固醇皮膚症	嬰幼兒
10） 酒糟樣皮膚炎 ｝類固醇皮膚症	中年女性
11） erythrosis interfollicularis colli	老人
12） cutis linearis punctata colli	
13） 類固醇彈力纖維症	
14） 類固醇稗粒腫	
15） 類固醇膠樣稗粒腫	
16） 色素異常	嬰幼兒
II、因荷爾蒙的作用所致	
1） 類固醇痤瘡	青春期
2） 多毛	嬰幼兒
III、因免疫・過敏抑制作用所致	
1） 誘發感染症及惡化	嬰幼兒
2） 誘發眞菌寄生性疾病及惡化	
IV、其　他	
1） 口部周邊皮膚炎	中年女性
2） 光線過敏症	
3） 類固醇外用劑所引起的接觸皮膚炎	
4） 類固醇膿疱	
5） 類固醇青光眼	
6） 類固醇白內障	
7） 類固醇黑蒙	
8） 扁平性黃色腫	

根據「最近的皮膚外用劑」

生的指示。

也許是因為媒體的廣告凸顯了類固醇的副作用，有些人會先入為主地認為「類固醇很可怕」，所以即使醫生認為有必要使用這種藥物，有些人在一開始時就拒絕使用，有些人則中途停止使用這種藥物。

結果無法使這一類的藥物發生很好的效果，所以，明智的患者應該要熟知這些藥物的副作用，按照醫生的指示來使用。

如果中途停止使用，可能會出現類固醇外用藥的反彈症狀之副作用，引起惡化的現象。如果能確實遵守用法，能夠參照前頁所列舉的副作用和局部性的副作用，再配合全身性的副作用，以便事先有所了解。外用藥有各種種類，如軟膏、冷霜、乳液、貼布等等，使用方法不盡相同。

此外，類固醇外用藥的吸入藥劑（預防支氣管氣喘的發作所使用的），可能會殘留在口中，造成口腔中黴菌的大量繁殖，很可能會引起口腔的**白色斑點**、**發燒**、**咳嗽**、**喉痛**等等的症狀。如果使用吸入藥物以後嗽口，就能夠防止黴菌的繁殖。

維他命藥

〔主要成分的分類與一般名稱〕維他命A（retinol）、D（alfacalcidol）、E（tocopherol）、K（phytonadione）、C（ascorbicacid）、B_1（thiamine）、B_2（riboflaun）、B_6（pyridoxal）、B_{12}（mecobalamin）、泛酸（pantothenate）。

〔市售藥〕AD＝新チョコラAD（エーザイ）、ステイタスD_2（全藥工業）等。

疾病與藥物的結構　脂溶性維他命A和D攝取過量時的副作用

微量的維他命就能夠調節生理機能，幫助成長，這是身體不可或缺的化學物質。有許多的維他命類（B_2、B_6、K、泛酸等），是身體內的腸內細菌所製造的（合成），這些物質都要經由食物得到補給。

平常食物的攝取均衡，但是因為某種理由而出現缺乏維他命的現象就會引起各種缺乏症狀。維他命藥就是可以用來補充這種不足的現象，是治療缺乏症狀的藥物。

但是這種藥劑是用來當作維他命的補充，不過一旦出現維他命過剩的狀態時，就會產生副作用。

維他命中，被當成藥物而經常會出現攝取過量的情形的，就是維他命A和D。A和D是脂溶性的維他命，這種脂溶性的物質容易積存在體內，如果攝取過量會產生過剩症。其他的脂溶性維他命有E和K，而維他命E的特點是取一定量以後，就不會再吸收，所以不會出現過剩症的現象。維他命K不容易積存在脂肪組織中，所以較不成問題。

與脂溶性相對的維他命有B類、C、泛酸、煙酸、葉酸等水溶性的維他命。由於這些維他命能溶於水，所以很容易由尿液排泄出體外，也不會造成體內積存的現象，因此一般而言水溶性維他命較容易缺乏。

總之，維他命A和D的過剩症是最令人擔心的。這二種維他命的副作用，稍後再為各位說明。同時也會說明其他維他命的作用和缺乏現象。

維他命A具有維持視力、皮膚和粘膜的作用。缺乏時，會產生夜盲症（鳥眼），引起皮膚乾燥，皮膚角質化等。孕婦和哺乳中的婦女都會出現維他命A缺乏的現象，所以一般都會補充維他命A。市售藥大都標榜是由大蒜中萃取的含β胡蘿蔔素的商品，是具有抗癌作用的藥物，深受大衆矚目。

維他命D能促進鈣與磷的吸收，使骨骼和牙齒強健，缺乏時會造成佝僂症、骨骼軟化症、骨質疏鬆症等骨骼的疾病。

維他命E能防止老化，在維他命中嶄露頭角，其他包括能維護生殖機能，促進皮膚表面的血液循環。一般是使用於生理失調、凍傷、肩膀痠痛、頭痛等，就如前文所述，其副作用非常少，有些人可能會出現腸胃狀況不適的現象。

維他命K在體內與製造凝血物質的過程有關，是促進血液凝固不可或缺的物質。一旦缺乏，就容易造成血流不止的現象。另外，母乳中的維他命K一旦不足，則可以接受醫生的指導，加入維他命K_2的糖漿一起餵哺。

維他命C是膠原蛋白（細胞與細胞之間結合的蛋白物質）製造過程中不可或缺的維他命。能夠提高對抗病原菌的抵抗力。

缺乏時，會出現牙齦出血、壞血病與容易感冒等等的現象。

維他命B_1是與醣類（碳水化合物）的代謝和神經系統的調節有關的維他命。缺乏時，很容易出現腳氣病，以及神經系統的症狀，如手腳指尖痲痺、神經痛、神經發炎等。

糖尿病患者很容易出現末梢神經發炎，通常醫生會開出維他命B_1的處方。不過由於這種疾病有的人會服用降血糖的藥物，所以有的人會認為不需要這種維他命藥物，最好不要擅自妄下判斷，輕視維他命的重要性。治療末梢神經炎的症狀時，維他命是必要的。維他命是人體必要的五大營養素（蛋白質、醣類、脂肪、維他命、礦物質）之一。

醫生在治療疾病時，會視之為必要的處方。所以不要輕視維他命，若有任何疑問，可以詢問醫生為何要使用這種藥物，以了解藥物對於疾病的效用。

維他命B_2與氨基酸、脂肪、糖的代謝有關，能促進發育。缺乏時，會出現口角發炎（口的周邊糜爛）、角膜炎的症狀，不可掉以輕心。特別是在感冒、下痢而服用抗生素時，腸內細菌層遭到破壞，無法合成B_2，會造成缺乏症狀。這時就必須要注意多攝取含有豐富B_2的食品。

維他命B_6與蛋白質、氨基酸的代謝有關。缺乏時，容易出現皮膚炎、末梢神經炎、貧血等。投與isoniazid（抗結核劑）時，為了預防末梢神經炎，會併用維他命B_6。

維他命B_{12}與蛋白質、紅血球的製造過程有關。和神經系統的機能有關，所以缺乏時，可能會引起惡性貧血、神經痛、末梢神經炎等。

葉酸和紅血球的形成有關，缺乏時也容易出現貧血。

泛酸是醣類、蛋白質、脂類代謝不可或缺的物質，和類固醇荷爾蒙的合成有關，至於缺乏會產生的問題並沒有特別的指示說明。

關於以上的主要維他命，在日常的飲食生活中，最容易缺乏的有維他命D、B_1、B_2、C、煙酸等，所以平日就必須特別留意食物的攝取。

副作用的結構　可能會出現頭痛、嘔吐的副作用

●維他命A＝retinol（chocola A）等

維他命A攝取過多時，可能會出現**頭痛**和**嘔吐**的症狀。這是因為腦壓上升所引起的。還有，維他命A攝取過量，可能會造成**肝臟腫大**。

《與其他藥物併用時的副作用》

與etretinate（治療角質症的藥物）併用時，可能會出現維他命A過剩的副作用。

《這時要向醫生報告》

出現頭痛、嘔吐的症狀，以及神經過敏、皮膚發癢、脫毛等，就要向醫生報告。

●維他命D＝alfacalcidol（alfarol、onealfa）等

維他命D能促進鈣和磷的吸收，攝取過量時，可能會引起高鈣血症。這種症狀會出現**頭痛、嘔吐、排尿過多、口渴、焦慮、皮膚癢、結膜充血、腎結石、聲音沙啞**等等的症狀。

附帶一提，多尿的副作用與鋰（憂鬱症用藥）的副作用雷同，可參照精神疾病用藥項目的相關副作用。

《與其他藥物併用時的副作用》

和phenytoin（癲癇用藥）併用時，phenytoin促進維他命D在肝臟的代謝，使維他命D的效用減低。

《這時要向醫生報告》

出現頭痛、嘔吐、焦慮感、口喝、食慾不振、多尿、脫水傾向、皮膚發癢等症狀時，要向醫生報告。

作用於血液的用藥

止血、抗凝血藥

〔主要成分的分類與一般名稱〕止血藥（carbazochrome sodium sulfonate、tranexamic、acid等）、血栓溶解藥（尿激酶等）、抗血小板藥（ticlopidine等）、抗凝血藥（warfarin等）

〔市售藥〕無

疾病與藥物的結構

出血與止血關係密切的理論

出血的理論與血管壁、血小板、凝固因子、纖溶體四個要因有關。當血管內壁因為某種原因而受傷，血管會收縮，使血流緩慢。這時受傷部位血小板會凝集（＝止血作用），而血小板會造成血栓。

這時凝固因子的作用會產生新的血栓。一旦超過必要以上的程度時，為了避免使血栓程度增大，會出現胞漿素的物質溶解血栓（＝纖溶現象）。

如此出現了出血與止血二種作用，平常很自然地出血會停止，血栓也會消失。如果這四項要因的某部分功能衰退，血液就不容易停止，會因為輕輕的碰撞而造成瘀青、受傷，甚至因為拔牙而出血不止。這時就必須要使用止血藥。

此外，我們的血管壁是平滑的，一旦出現動脈硬化時，會有凹凸的現象。這部分的血液會很容易凝固（血栓），造成血管的阻塞，引起腦梗塞（腦血栓、腦塞栓等）、心肌梗塞等重大的疾病。這時為了改善血液，就要使用抗凝血劑。

衆所周知，有血友病的人要使用止血藥，因為血液要有因子（所謂的13因子）才會凝固，而其中的第8因子和第9因子是不可或缺的。

這些因子的血液製藥（乾燥的血液凝固第8因子血友病人球朊、乾燥的血液凝固第9因子混合物等），以注射或點滴的形態注入靜脈，提高止血效果。在此之前，因為這些血液製藥被愛滋病毒所感染，而產生了許多不幸的問題。現在輸入的血液都經過了熱處理，所以沒有這種危險性。

其他止血劑中，最常使用的是口服藥劑，例如 carbazochrome sodium、sulfonate、tranexamic acid 等。

抗凝血劑能夠溶解血栓的尿激酶，防止血小板凝集的 tricolopidine 等藥物中，最常使用的是 warfarin 等。

副作用的結構　抗凝血劑幾乎都會出現容易出血的副作用

●carbazochrome sodium sulfonate（adona）等

有微血管問題，容易出血的人，例如腎臟血管的障礙，容易出現血尿，或子宮出血，出現分泌物的人，可以使用止血劑。

其副作用與藥物沒有直接關係，可能是因為使用者本身對於這藥物容易產生過敏反應，而會出現發疹現象。

●tranexamic acid（transamin）等

對於纖溶現象出現過度的反應，很容易出現紫斑症、白血病、鼻出血、性器出血等各種出血現象。另外，蕁痲疹、藥疹、口內炎等，都會使用這種藥物。

這種藥物的口服藥在服用以後，會出現**想睡**的症狀。使用注射藥劑時，可能還會出現**暫時性的色覺異常現象**。使用注射藥劑以後，視物時可能會出現帶有綠色、黃色的影像，不過這種現象馬上就會恢復正常，不必擔心。

≪與其他藥物併用時的副作用≫

和止血性臟器製劑、hemocoagulase（止血劑）併用時，因為藥效過分顯著，而出現血栓現象。

●尿激酶（urokinase）等

因腦梗塞與心肌梗塞等造成血栓而使用的溶解血栓的藥物。與其他抗凝血劑共通的副作用為過分有效時，會產生**出血作用**。

特別是在腦栓塞時，血栓迅速溶解以後，血管脆弱的地方容易出血，尿激酶溶解血栓的地方，可能會出血（＝出血性腦血管梗塞）。患者本身無法注意到這一點，所以要特別注意是否在使用藥物後出現其他部分出血的後遺症。

例如：因腦梗塞而住院時，不要挖耳朵或鼻孔，否則可能會因為這種習慣性無法意識的動作，而導致粘膜受傷或出血，一旦發現出血，要馬上請醫生前來處理。

●ticolopidne（panaldine）等

這種藥物會促使血小板凝集，而產生止血作用或抑制作用。這是在血栓、栓塞症、血管手術後使用的抗凝血藥。

重大的副作用為無顆粒球症和再生不良性貧血等**血液障礙**。

發生率為女性比男性多一倍。高齡女性尤其容易產生顆粒球減少症。根據資料顯示，服用這種藥物的三個月以內，容易出現副作用。在這期間，要小心注意是否出現感冒症狀（這是血液障礙的前驅症狀）。

因人而異，有的人會出現黃疸的**肝障礙**。

《與其他藥物併用時的副作用》

與 theophylline（支氣管擴張劑）、巴比妥酸類系藥物（安眠鎮定藥、癲癇藥）併用時，ticolopidine 可能會阻礙這些藥物代謝，或增強其效用。

《這時要向醫生報告》

出現喉嚨痛、發燒、全身無力、鼻子出血、容易瘀青，皮膚和眼睛的顏色變黃的症狀時，要向醫生報告。

●warfarin

這種藥物會與使血液產生凝固作用的維他命K對抗（阻礙作用），使血液不易凝固。

當這種藥物進入血液中以後，其中的九七％會與血液中的蛋白質結合。一旦這種藥物與蛋白質結合以後，就無法發揮藥物的效果，只有三％能夠發揮藥效。因此在一開始時，就以三％的藥效來計算，而決定用量。

當這種藥物與其他的具有與蛋白質的結合率較高的藥物併用時，會使 warfarin 的藥性增強，很可能會因為 warfarin 的藥效過強，而產生大出血。

例如：服用 warfarin 的人接受拔牙時，因為會出血，而醫生會開出止痛藥。一般而言，止痛藥和蛋白質的結合率非常高，所以很容易產生大出血的症狀。

看不同的醫生時，務必要向醫生說明目前在使用的藥物狀況。

單獨使用 warfarin 的副作用，除了會出現抗凝血劑的共通副作用**出血傾向**以外，可能會產生**過敏反應**。

《與其他藥物併用時的副作用》

和消炎藥、抗生素、憂鬱症用藥、癲癇用藥、消炎酵素、水楊酸類藥物（解熱鎮痛消炎藥）、口服糖尿病藥、痛風治療藥、ethacrynic acid（腎小管類利尿藥）、quinidine（心律不整用藥）、quinine（瘧疾藥）、clofibrate（高脂血症用藥）、cimetidine（H_2接收體拮抗劑）、磺胺藥（化學療法藥）、甲狀腺荷爾蒙劑、抗甲狀腺劑、蛋白質同化類固醇劑、chloral hydrate（安眠藥、鎮定藥）等藥類與酒精併用時，warfarin 的藥效可能會過度增強。

與 griseofulvin（香港腳用藥）、clestyramine（高脂血症用藥）、rifampicin（結核病用藥）、安眠藥、巴比妥酸類的藥物（安眠藥、癲癇用藥等）、鎮靜劑、副腎皮質消炎荷爾蒙藥等藥類併用時，warfarin的藥效會減弱。

和含有維他命K的食品（綠菜花、白菜花、菠菜、荷蘭芹、納豆等）併用時，warfarin的藥效會減弱。特別是吃少量的納豆會產生副作用（血栓和栓塞症等），所以是禁止併用的。

《這時要向醫生報告》

出現牙齦容易出血、容易瘀青、異常出血的現象時，要馬上告知醫生。還有，出現蕁麻疹、發燒，極度疲勞的症狀時，也要向醫生報告。

作用於血液的用藥

貧血的治療藥

〔**主要成分的分類與一般名稱**〕鐵劑（sodium ferrous citrate）、促紅細胞生成素製劑（epoietin α、epoietin β）

〔**市售藥**〕鐵劑＝フマレッド膠囊（SS）等

疾病與藥物的結構

貧血的最大原因是血色素的鐵分不足

貧血是因為紅血球中血色素這種酵素不足，而引起紅血球減少的狀態。血色素在肺攝取氧，然後把氧帶至全身，分配至各部位，所以具有分配氧的重要功能。這種血色素減少，當然身體的氧就會不足，會出現全身無力、呼吸困難、臉色蒼白等症狀。

造成血色素不足的原因很多，血色素的主要成分鐵分不足時（＝缺鐵性貧血），這時會導致紅血球形成的障礙，產生崩潰亢進的貧血（＝惡性貧血、溶血性貧血、再生不良性貧血等）。

貧血治療藥即根據這種原因而使用鐵劑、維他命B_{12}和葉酸、促紅細胞生成素等來進行改善。維他命B_{12}和葉酸是製造血色素所必須的維他命，平常可以經由食物攝取。如果體內無法攝取足夠的物質時，必須要使用藥物來補充，而會造成的副作用就是過敏症。

促紅細胞生成素，這種物質大都是由腎臟來製造，是血色素的生成所必須的物質。一旦腎臟功能不良，就會引起貧血的現象。

副作用的結構　洗腎者貧血時所使用的新藥

●sodium ferrousd citrate（ferromia）等

我們的體內會把多餘的鐵分貯存下來（＝貯藏鐵）。當出現貧血症狀時，即貯藏鐵已使用殆盡。這時如果從體外再攝取鐵劑以後，會發現貧血的症狀得以改善，而可以感覺到呼吸恢復正常，臉頰也逐漸轉為紅潤。不過如果就這樣停止服用藥物是不行的，因為要使貯藏鐵恢復，需要持續服用約六個月，才能真正地改善貧血的症狀。

鐵劑的副作用一般會出現**腸胃的障礙**。這種副作用的症狀非常顯著，所以很多人中途就停止服用。鐵劑的藥效是非常遲緩的，在長期使用時，必須要多留意胃的保養。不過這一方面的藥物很多，有的能夠被人體慢慢地吸收。

選用藥物時，最好是和醫生作深入的商談。

《與其他藥物併用時的副作用》

和 tetracycline 類抗生素併用時，會阻礙彼此的吸收。與別嘌呤醇（痛風治療藥）併用時，引起血鐵質沈著（血鐵症）。

《這時要向醫生報告》

出現嘔吐、腹痛、下痢、便秘等持續的症狀時，要向醫生報告。

●促紅細胞生成素製劑＝epoietin α、epoietin β

腎臟的造血因素促紅細胞生成素缺乏之時，會引起貧血（＝腎性貧血）。經由遺傳因子工學開發出來的新的藥物，是在一九九〇年一月被認可而製造的藥物。

這種新藥物的開發是因為馬拉松選手在高地進行訓練時，發現他們的紅血球增加時，呼吸會變得較順暢，而得到了啟示。這造福了洗腎者，能夠改善貧血的症狀。

不過使用這種藥物會增加血液的粘度，所以可能會引起高血壓的副作用。症狀嚴重時，可能會出現意識障礙或腦溢血的情形，必須要特別注意。

《這時要向醫生報告》

出現血壓上升、頭痛、嘔吐、發熱感，腳步不穩等症狀時，要向醫生報告。

第四章

代謝性醫藥＝糖尿病藥／痛風治療藥／肝臟疾病治療藥／腦部代謝循環改善藥　過敏用藥

抗菌性藥＝抗生素／化療藥　其他／

代謝性醫藥

糖尿病藥

〔主要成分的分類與一般名稱〕sulfonylurea＝磺基尿素類（tolbutamide、chlorpropamide、glibenelamide等）縮二胍類（metfrormin等）胰島素製劑
〔市售藥〕無

疾病與藥物的結構　飲食、運動療法優先，藥物其次

胰臟的朗格爾漢斯島的β細胞分泌的荷爾蒙，稱為胰島素，能使血液中的葡萄糖在組織細胞中產生氧化分解作用，並以糖原的型態貯存在肝臟和肌肉裡。

當胰島素缺乏之時，會影響其作用，這時血液中的葡萄糖無法被細胞所利用，結果血液中的糖分會過分增加（血糖值增高），這就是所謂的糖尿病。

治療方面，應該以飲食療法和運動療法來控制生活為首要條件。如果無法得到期待的效果時，再補充降低血糖的藥物，以及注射胰島素。

日本人糖尿病者很多，大都是因為飲食過量、運動不足、肥胖等原因，以致無法適當地利用胰島素這種類型，因此治療的重點應該是以飲食、運動為優先的考慮。

在此，試以除了控制飲食、運動療法以外，還必須使用藥物的糖尿病為例加以說明。

使用藥物最重要的是，不只是為了使血糖值降低和補充胰島素，最可怕的是在無法維持

必要的血糖值時，血糖值的混亂狀態會引起許多的併發症。因此糖尿病患者除了服用糖尿病的藥物以外，還會加上幾種治療併發症的藥物。例如：神經障礙會導致手腳痲痺，要一起服用維他命Ｂ。不過有的人認為自己只得了糖尿病，所以只需要服用降血糖藥，而不需要服用維他命Ｂ。

當你覺得不需要服用這種藥物時，最好事先和醫生商量。這時醫生會告訴你何以要服用這種藥物。了解藥物的作用，對自己有益而無害。

如果自行判斷而停止服用藥物，不但治療不完全，甚至還會出現各種障礙。有的甚至會造成眼睛視網膜症，最後失明，腎臟受損，甚至因為腎功能不全而引起尿毒症，必須要洗腎的嚴重後果。

血糖太高對身體並不好，所以要盡量使血糖降低，其實並非如此。服用降血糖劑時，出現血糖過低的低血糖狀態，反而會造成弊害（副作用）。

低血糖症狀根據『糖尿病診療的最前線』（醫療雜誌社、１９９１）區分為五階段的血糖值。由輕著開始會有①空腹感，呵欠未完全打出來，覺得不舒服。②無力感，全身無力，打呵欠，談話無法順利進行，計算力減退。③血壓上升，發汗，心悸，腹痛，顫抖，臉色不佳。④喪失意識，行動異常。⑤痙攣，昏睡。

覺得肚子餓，呵欠無法打出來時，是第①階段。這時如果把一塊糖果置於舌下（＝迅速吸收）或吃一塊小糖，就能夠獲得改善。這就是所謂的低血糖症狀。這時必須要避免使用減肥用的甘味料，因為這種糖果或砂糖無法產生血糖上升的作用。

持續出現下痢或無法充分地進行正常飲食，以及在作激烈運動以後，或是飲用大量的酒精以後，會引起低血糖的症狀。還有，在檢查的前一天曾出現以上的任何一種情形時，必須要轉告醫生。否則醫生會認為藥效過強而減量。

副作用的結構 出現低血糖症狀時，即刻舌下含糖

●tolbutamide（rastinon）、chlorpropamide（diabinese）、glibenclamide（daonil、euglucon）等

關於口服降血糖藥，使用最多的就是磺基尿素類，能促進胰島素的分泌。作用時間（藥效的時間）持續較長的 acetohexamide、glibenclamide，服用這些藥物以後，可能會出現低血糖的副作用。這是所謂的**遷延性低血糖**，處理方法與一般的低血糖狀況一樣，只要含砂糖或糖果即可。如果置之不理，可能會出現無法復原的腦部障礙之危險性。

極少數人可能會出現**光線過敏症**、**肝臟機能障礙**和**貧血**。

懷孕中的女性服用這種藥物時，藥物的成分會經過胎盤，而使胎兒有低血糖症狀之虞。

女性糖尿病患者必須有計劃地生產。如果在懷孕中使用注射用的胰島素，必須要配合醫生確實地進行藥物管理。

授以母乳的女性，藥物的成分會分泌在乳汁中，所以在這方面也必須要接受醫生的指示來使用，不要擅自判斷。不要為了餵母乳而停止服用藥物。對嬰兒而言，擁有健康的母親比沒有母乳來得重要。

glibenclamide這藥物可能會引起**貧血**的副作用。如果出現貧血的症狀，只要停止服用這藥物就能有所改善，所以不需要太擔心。出現嚴重的呼吸困難時，必須要報告醫師。

《與其他藥物併用時的副作用》

和磺基尿素類併用時，很可能會引起低血糖，這些藥物包括磺胺劑（抗菌藥）、β阻斷劑（降血壓藥）、水楊酸類藥（解熱鎮痛消炎藥）、probenecid（痛風治療藥）、clofibrate（高脂血症用藥）、warfarin（抗凝血劑）、MAO阻斷劑（憂鬱症用藥）等。

併用時，會降低降血糖作用的有=三酸鹽類、腎小管類利尿藥、類固醇藥（抗炎症用藥）、甲狀腺荷爾蒙劑、epinephrine（強心藥等）、pyrazinamide、isoniazid（結核病用藥）、煙酸（末梢血管擴張劑等）、chlorpromazine（精神疾病用藥）、phenytoin（癲癇用藥）。

《這時要向醫生報告》

出現低血糖症狀、內出血、出疹子、感染症等，還有曬到太陽時，會出現晒傷、皮膚發黑的症狀，以及黃疸等。

●metformin（glycoran、melbin）等

磺基尿素類無法產生效用時，才使用這口服藥縮二胍類。

在使用上有所限制，主要是因為其具有**乳酸中毒**的副作用。這會使血液中的乳酸值急遽增加，身體產生嚴重的無力、痠痛感、想吐、痙攣、腹部肌肉疼痛、過度呼吸的症狀。嚴重時，可能會喪失意識，甚至於死亡。死亡率高達五〇%～六〇%，在日本幾乎不使用這種藥物。但是因人而異，有的人不得不依賴這種藥物，必須要和醫生取得溝通，以杜絕副作用的發生。

高齡者有腎臟、肝臟、肺的機能障礙時，會引起乳酸中毒，所以原則上有這種併發症的人，不能夠使用。大量飲用酒精以後，代謝乳酸時所必要的酵素，會因為酒精的代謝而被使用掉，導致乳酸遽增。一般必須使用縮二胍類者，為了預防副作用，必須要禁酒。

《與其他藥物併用時的副作用》

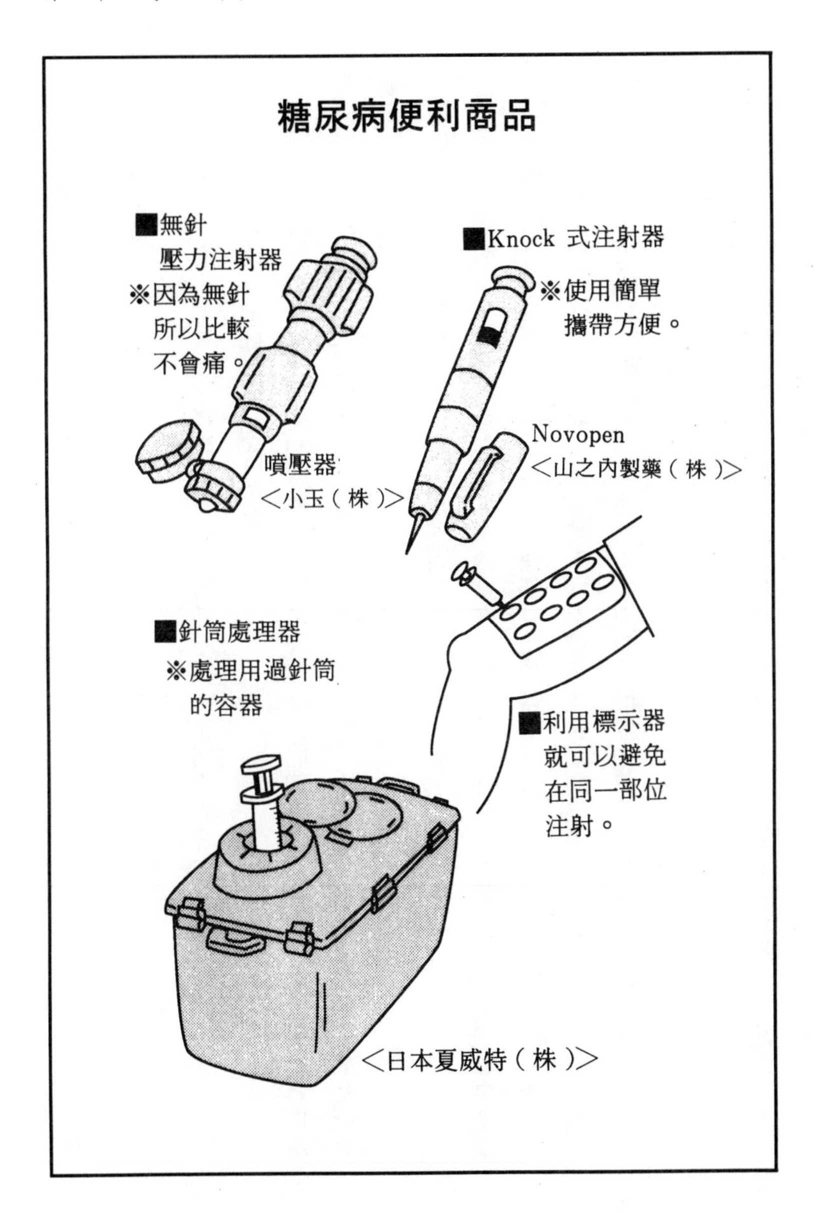
糖尿病便利商品
■無針
壓力注射器
※因為無針
所以比較
不會痛。
噴壓器
<小玉（株）>
■Knock 式注射器
※使用簡單
攜帶方便。
Novopen
<山之內製藥（株）>
■針筒處理器
※處理用過針筒
的容器
■利用標示器
就可以避免
在同一部位
注射。
<日本夏威特（株）>

與前述的磺基尿素類相同。

《這時要向醫生報告》

出現低血糖症狀、嘔吐、腹痛、下痢、食慾不振、肌肉痠痛等，要向醫生報告。

●使用半合成人類胰島素的注射藥

以前是使用動物身上所攝取的胰島素，但是最近已經能夠人工合成胰島素，可以當作藥物來使用。效果不錯，而且副作用非常少，患者可以在自宅中自己注射，這類的製品都已經在販賣。

這些藥物並沒有特別的副作用，頂多可能會出現**蕁麻疹**。

使用這一類的人工合成胰島素，如果經常在相同的部位注射，可能這部分的**皮膚會變硬**或**出現凹陷**的情形。有些人可能會覺得某個部位比較容易下針，不過為了避免發生以上的情形，最好不要在相同的部位注射。甚至將市面上還銷售簡單的標示器，減少在同一部位打針。此外，市面上也成套地銷售糖尿病患者所使用的注射器和藥品，甚至還開發出可以隨身攜帶的鉛筆型等各式各樣的便利工具。

如果自己能夠找到使用便利的注射器，對於疾病的適應也大有助益。

如果使用用後即丟的注射器，必須要注意用後的處理。尤其是不能夠隨意地當作垃圾來丟棄，以免清理者因而受傷，甚至於因為使用者的C型肝炎或愛滋病，而受到感染。

必須要慎重地處理這些醫療廢棄物。甚至市面上售有專用的容器。如果沒使用這種專門容器，可以把用過的針筒放入牛奶的包裝紙盒中，帶到醫院去，請院方代為處理。在醫院實習自己如何打針的時候，也必須要學會處理針筒的方法。

《與其他藥物併用時的副作用》

和蛋白同化類固醇劑併用時，只能會出現降血糖作用過強或減弱的情形。其他與磺基尿素類的作用相似。

代謝性醫藥

痛風治療藥

〔主要成分的分類與一般名稱〕colchicine、別嘌呤醇等。

〔市售藥〕無

疾病與藥物的結構

副作用以下痢為最多

如果血液中的尿酸過多，尿酸鈉會由關節、軟骨所析出，出現關節腫脹、疼痛，甚至於風吹都會引起疼痛，因此也被稱作痛風。

新陳代謝時，被破壞的細胞的核酸在肝臟被分解成尿酸，然後隨著血液進入腎臟，經由尿液排泄。如果血液中的尿酸過度增加，或者尿酸的合成亢進，腎臟的排泄減低時，會出現痛風。

此外，因為高血壓而使用降壓藥時，會產生血液中的尿酸增高的副作用（高尿酸血症）。不過，並非所有高尿酸血症的人都一定會出現痛風的現象。尿酸是由關節所析出（主要是以腳拇趾根部關節所析出的較多），有十分之一的人因而痛風發作。

治療痛風方面，為了控制痛風的發作，會暫時使用秋水仙鹼（colchicine）。至於在抑制體內尿酸的合成上，經常使用別嘌呤醇。

最近，秋水仙鹼經常被當作非類固醇性的消炎藥（參照第一章的消炎藥）。大致上，秋水仙鹼的副作用是下痢。如果大量使用，會引起噁心、嘔吐、腹部疼痛、激烈的下痢、灼熱感、血尿、乏尿等強烈的副作用。

痛風發作時，經常使用的秋水仙鹼，在使用的用量上必須要注意。

副作用的結構

避免長期使用

●別嘌呤醇（zyloric、alositol）等

這是抑制尿酸過度製造的藥物。遵守飲食療法，控制含多量嘌呤體的食品（內臟類、金槍魚等），以及酒類。服用會使尿酸值上升的藥品以後，若血液中的尿酸值仍然不安定時，才考慮使用這種藥物。

一般血液中的尿酸濃度在一公合中，超過九毫克以上的人，才要使用藥物。剛開始使用時，除了前述的飲食療法以外，還要嚴格地遵守藥物的用量、用法，這是非常重要的。不過如果長期使用，有的會出現**再生不良性貧血**的副作用。為了避免這種副作用，在不需要的階段時，最好避免長期使用這種藥物。

《與其他藥物併用時的副作用》

與bimercoptpurine（癌症用藥）、azathioprine（免疫抑制劑）、warfarin（抗凝血藥）、chlorpropamide（降血糖藥）併用時，別嘌呤醇會抑制各種藥物的代謝，有時候也會增強這些藥物的藥效。還有，和鐵劑併用時，可能會出現血鐵症（hemosiderosis）。

《這時要向醫生報告》

出現疹子、排尿疼痛、血尿、眼睛充血、口內炎、嘴唇腫、皮膚脫皮疼痛、瘀青、出血

、疲勞感、無力感等症狀。

代謝性醫藥

肝臟疾病治療藥

〔主要成分的分類與一般名稱〕Glycyrrhizin、tiopronin、malotilate等。
〔市售藥〕無

疾病與藥物的結構

小小的肝臟完成了九倍大的工作

肝臟是可以用雙手捧著的大小器官。一般成人的肝臟重一・〇～一・五公斤，是體內最大的臟器，其作用多采多姿。

肝臟能夠分解身體不必要的荷爾蒙、紅血球和酒精，處理氨等的老廢物，分解對身體有害的物質，具有解毒作用，並能合成膽汁、氨基酸、蛋白質，以及分解、合成、貯存脂肪，把葡萄糖變成糖原而予以貯藏。還有貯藏維他命，把各種貯藏的成分送到需要的部分，使體內保持一定成分的物質。

大致而言，具有上述的功能。總之，從嘴巴進入的物質，經由腸胃吸收的營養或藥物等，全部經血液流至肝臟，這時如何轉變物質成為身體所需的成分，全是肝臟的作用。肝臟是體內的化學工廠。

小小的肝臟發揮了其九倍大的功能，所以肝臟是非常偉大的臟器，其寬容度使我們在不知不覺中過度使用。即使受到小小的傷害，但是肝臟還是不遺餘力地作用，不會提出任何警告。

肝臟也被稱作沈默的臟器，一旦出現疾病的訊號時，即表示肝臟的傷害已經進行很久了，所以平常應該要注意保養肝臟。

最近，關於臟器的疾病備受重視，尤其最近關於肝臟的障礙種類與結構成為話題，其中有①濾過性病毒性肝炎、②酒精性肝障礙、③藥物性肝障礙。

關於①的病毒性肝炎，主要以A型、B型、C型較多。A型肝炎是因為A型肝炎病毒而引起，感染A型肝炎大都經過一～二個月的治療就能夠痊癒，只要注意不要變成慢性即可。因為這是一種感染性疾病，含有A型肝炎病毒者的糞便中會排泄病毒，其排泄物會污染水和食物（主要是貝類）。一旦吃了這些污染物，就會感染A型肝炎。

不衛生的環境，很容易出現A型肝炎的感染。以前日本的衛生狀態不像現在這麼好，所以小孩子很容易感染A型肝炎，其症狀有如感冒。覺得感冒的時間拖得很長的時候，這時身體已經產生抗體，大都已經恢復了。

現在衛生環境已有改善，受到感染的大都是大人，其症狀會加重而成為問題。

B型肝炎是經由血液而感染的，從發病開始經過一～二個月的治療，就能夠恢復健康。如果沒有完全治好而慢性化（持續六個月以上的發炎），就會出現慢性肝炎的症狀。此外，有的人感染了B型肝炎，但是並沒有發病（所謂的帶原者）。

特別是帶原者要注意不要傳染給他人，所以不要和別人共用牙刷，因為很可能會發生血液上的感染。

C型肝炎也是經由血液而感染的，比B型更容易慢性化，會成為肝硬化的原因。以往輸血經常會有C型肝炎的感染，現在在輸血以前要先進行檢查。感染以後直到抗體產生為止，需要一段時間，難以遽下定論。

關於酒精性的肝障礙，長期間飲酒的人（每天飲用日本酒三壺以上，持續飲用五年以上）很容易引起脂肪肝。還有，長期間飲酒，如果有一次大量飲酒，可能會引起肝炎。

脂肪肝係由於長年飲酒所造成，肝臟積存著脂肪。還有，沒有進食而只是喝酒，會使脂肪積存在肝臟。

藥物性肝障礙由於對藥物產生過敏反應而引起，因為藥物（劇藥等）的毒性會損害肝臟。

關於以上的肝障礙中，因為慢性肝炎有酒精性肝炎等，長期間對於肝臟造成持續性的傷害，會使肝細胞脫落而產生空洞狀態。這些空間的部位會有所謂的膠原纖維索阻塞，形成了纖維化。由外側看來，那是一團硬結毛狀所形成的。這瘤的物質範圍擴大，甚至於出現好幾個瘤狀物，肝臟會變得凹凸不平，而且會變硬。這就是所謂的肝硬化。

一旦肝硬化以後，即使使用藥物也無法使肝臟恢復原來的健康狀態。因此一不留意，很可能會變成肝癌，將血液輸送至肝臟的靜脈（門脈）壓力增強，這時血管較弱的地方會鼓起（靜脈瘤），很可能會突然破裂。

因此儘早治療是非常重要的。急性肝炎最重要的是安靜，還有，攝取高熱量、高蛋白的飲食補充營養，等待肝細胞的再生。使用藥物是為了補充營養，抑制發炎。C型肝炎在發病中則是使用干擾素的注射藥物。

慢性肝炎是使用 gricyrrhizin 和 tiopronin 等保護肝臟的藥物。肝硬化則使用 malotilate這種能促進蛋白質合成、抑制纖維化的藥物。不過這種藥物並沒有確實的治療效用，故目前沒有治療肝臟的藥物。

副作用的結構　藥物也會成為衰弱之肝臟的負擔

●gricyrrhizin（強力 neoiminophagen C）

在中藥中經常使用甘草的主要成分。這類的藥物和副腎皮質荷爾蒙的醛甾酮（礦物質的類皮質激素）雷同，有貯存鈉和水，以及排出鉀的作用。

因此如果單獨使用這種藥物時，會出現水腫，血壓升高，低血鉀症的**假性醛甾酮症**。**鉀是構成心臟運作中重要的要素。出現低血鉀症時，會使心臟衰弱，要特別留意。一般在開始服用的十天～三週內容易發生，在這期間內要特別注意。**

《與其他藥物併用時的副作用》

與三酸鹽類、腎小管類利尿劑併用時，鈣排出的作用過分增強，引起低血鉀症。與prednisolone（副腎皮質消炎荷爾蒙藥）併用時，可能會使醛甾酮的作用增大。

《這時要向醫生報告》

出現水腫、體重異常增加、心悸、肌肉無力感、頭痛、肩膀痠痛等強烈的感覺時，要向醫生報告。

●tiopronin（thiola）、malotilate（kantec）

慢性肝炎使用tiopronin，肝硬化則主要使用malotilate。

以上的藥物會引起嚴重的肝障礙，至今原因仍不明。為了改善肝機能而使用這些藥物，卻反而造成肝臟的負擔，很可能會出現**肝障礙**，甚至於**惡化**。

因此使用這些藥物必須要注意的是，萬一出現黃疸症狀時，要馬上接受醫生的診斷。

黃疸是血液中的膽紅素這種黃色色素異常增加的狀態。膽紅素是老舊的紅血球受到破壞以後所分泌出來的物質，平常由肝臟攝取，成為膽汁的成分，經由膽管、十二指腸而排泄。當肝臟衰弱時，無法充分地吸收這些物質。還有，當膽管變窄時，血液中的膽紅素會增加，皮膚和眼白部分就會出現黃色。冬天裡，如果攝取過多的橘子，皮膚會變黃，因為橘子中含有胡蘿蔔素，會積存在皮膚。這和黃疸不同，是以眼白部分是否出現黃色來區別。

代謝性醫藥

腦部代謝循環改善藥

〔主要成分的分類與一般名稱〕idebenone、flunarizine、clticoline 等。
〔市售藥〕無

疾病與藥物的結構

沒有投與的基準，根據經驗來使用藥物

這些藥物主要是能使腦部充分地應用氧，增加腦的血液量，能充分攝取腦部必要的營養，活化腦部的作用。

腦中風（腦梗塞或腦溢血等），因交通意外事故而動腦部手術，引起意識障礙和後遺症

；還有動脈硬化性（腦血管性），痴呆症的精神症狀，經常都使用這些藥物來改善腦部代謝循環。

哪一種人應該使用哪一種藥物，其判定基準並不明確。大致上在使用某種藥物以後，評估其效果。效果不良時，再改用別的藥物。這系列的藥物尚處於未開發的階段。關於其副作用，最一般性的就是會發生腸胃障礙，有些人會引起過敏症。不過經常被使用的 idebenone（avant）等，會出現精神神經症狀。總之，和治療的主要症狀相同的症狀，可能就是藥物的副作用。其他除了一般性的副作用以外，再特別說明需要留意的事項。

副作用的結構　內臟機能衰退的老年人應由少量開始

●flunarizine（flunarl）

這種藥物的副作用是**精神神經症狀**與**錐體外來系統**（與柏金森病相同的症狀）。在此，試以一位患者的例子來介紹其症狀。

因為腦動脈硬化症而服用 flunarizine 的八十九歲女性，從服用的第六個月開始，步履蹣跚，要使用拐杖。後來，動作變得遲緩，聲音變小。十個月以後，必須躺在床上。十一個半月以後，接受醫生的檢查時，發現手腳的肌肉僵硬，動作不安定。站起來時，需要別人的扶持。

這時，醫生馬上停止 flunarizine 的投與，經過一週以後，已經能夠起來行動，扶著物體步行。六週以後，已經能像平常一樣，在附近散步。三個月以後，只剩下手腳輕微的僵硬現象而已，其他的都已經復原。

（節錄自日本衛生署藥務局・醫藥品副作用情報No.96）

這種副作用尤其容易發生在高齡女性的身上，所以要特別留意。

還有，如痴呆症等，其副作用是依然殘留原有的症狀，也是以老年人居多。開始服用藥物以後，症狀並未改變，甚至於惡化，這時就要考慮是不是藥物的副作用。周圍的人最好仔細觀察，發現以後要向醫生報告。

《這時要向醫生報告》

出現動作遲緩，缺乏表情，肌肉僵硬、顫抖、步行困難、情緒低落，聲音變小等等。

●citicoline（nicholin）

這是注射藥物。在此要介紹非常罕見的副作用。使用這種注射藥物大約十分鐘以內，眼睛會覺得異常，出現暫時性的**複視**與**霧視**。看到的影象是雙重的，在視野內呈現霧狀，甚至於有閃亮發光的情形。不過這只是暫時性的，不久以後就會恢復正常。

過敏用藥

〔**主要成分的分類與一般名稱**〕抗組織胺藥（mequitazine、chlorpheiramine maleate、cyproheptadine等）、抗過敏藥（cromoglicate sodium、tranilast、oxatomide、amlexanox等）

〔**市售藥**〕抗組織胺藥＝コルゲンコーワ鼻炎SOFT膠囊（興和）、ルル鼻炎SOFT膠囊（三共）、康德600（スミスクライン住藥）、スカイナー鼻炎用S（衛材）、パブロン鼻炎膠囊L（大正）、ストナリニ（佐藤）等

疾病與藥物的結構

鼻炎用藥會引起血液障礙

過敏是因為異物（花粉、壁蝨、灰塵、食物、藥物等）進入體內，為了要把這些異物排出體外，而產生的症狀。總之，這些物質對於身體所產生的影響消失，就是免疫反應，反之若因而引起了疾病，就是所謂的過敏。

在遺傳上，有人是屬於過敏的體質，也稱之為過敏體質。最具代表性的是支氣管氣喘與過敏性鼻炎。過敏體質的人很容易引發過敏疾病。例如：過敏性皮膚炎，一般在進入小學時，有一〇%的人有過敏性皮膚炎。小學畢業以後，幾乎有七〇～八〇%的人自然痊癒。一般而言，一〇～二〇%未治好的人在成人以後，容易出現蕁麻疹，以及成人型的支氣管氣喘。

總之，當異物進入體內時，體內產生排斥（免疫）反應的過程，而肥胖細胞等受到異常的刺激。因為這種刺激，細胞內會分泌組織胺、血清素等化學傳達物質。這些化學傳達物質

會引起過敏症狀。

治療方面，主要是直接抑制化學傳達物質的作用，使用抗組織胺劑和抗過敏藥，對於肥胖細胞產生作用，抑制化學傳達物質的流出。在過敏反應的根源上，則使用類固醇藥（參照荷爾蒙藥一項）。

副作用的結構　在醫院檢查，找出過敏原

●抗組織胺劑＝mequitazine（zesulan、nipoladysine、chlor pheiramine maleate（polaramine）、cyproheptadine（periactin）等

這是抑制組織胺的H_1接收體的藥物，過敏的症狀包括打噴嚏、流鼻水、鼻塞、癢等，這些藥物用量很輕，但是卻能產生速效，發揮抑制作用。市售的感冒藥中，都含有這種成分。

不過這種藥物的藥力進入了腦部，會抑制中樞神經（組織胺H_1接收體也存在於腦中），出現**想睡**的副作用。

駕駛者、從事精細工作者，可能會猶疑是否該吃這種藥物。不過，市面上販賣的藥物有很多種，其中也有抑制想睡的缺點。在藥局買藥時，可以請藥劑師為你選擇不會出現想睡症狀的藥物。不過這種想睡的情形卻無法完全抑制，因為想睡的程度有個別的差異。自己是否

容易想睡，對於本身的經驗要有點印象。

抗組織胺劑也具有抗膽鹼作用，容易出現**口渴**、**排尿**困難的副作用。有些人也會出現血小板減少症等的**血液障礙**。

血液障礙方面，起初可能會出現類似感冒的症狀。吃了感冒藥，可能會覺得感冒藥沒有效。所以在一開始時，不管是不是重要的副作用，當你覺得奇怪時，不妨去找買藥的藥局之藥劑師和醫生。

服用市售藥約三天以後，覺得沒有效時，最好接受醫生的檢查。在說明書上會註明這些注意事項，還有為了預防副作用的產生，要嚴格遵守說明書上的注意事項。

《與其他藥物併用時的副作用》

和抗膽鹼作用藥（鎮靜劑）、MAO（monoamine氧化酶）阻礙劑併用時，會增強抗膽鹼作用。和其他的中樞神經抑制劑（巴比妥酸類的藥物、痲醉藥、鎮靜劑、精神安定藥等）併用時，可能會增強彼此的作用。和酒精（酒）一起使用時，會容易酒醉，抗組織胺藥的藥效可能會太強。諷刺的是，因為抗組織藥的使用，反而會引起新的過敏反應。

《這時要向醫生報告》

眼鏡
可以用滑雪護眼鏡取而代之。
抗菌、防臭口罩
鼻子附有鐵絲，按住兩側即可固定。
鼻浴
也可以利用美乃滋或番茄醬的擠壓容器。

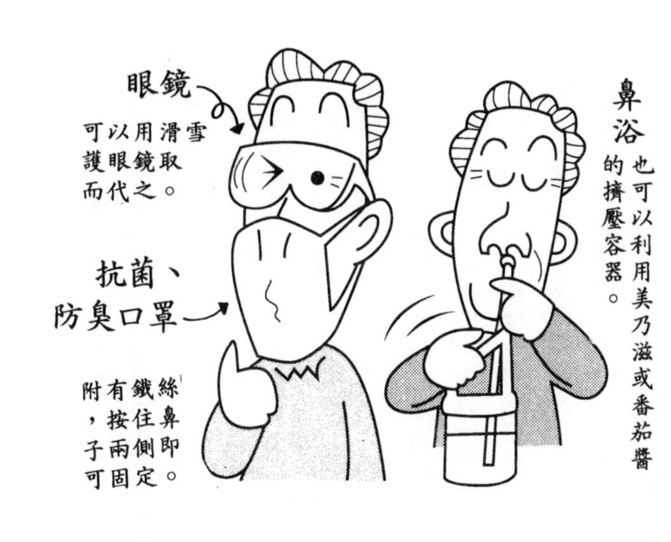

出現頭痛、焦慮、不安、口渴、內出血或出血、心悸、排尿困難等症狀時，要向醫生報告。

●抗過敏藥＝sodium cromoglicate（intal）、tranilast（rizaben）、oxatomide（celtect）、amlexanox（solfa）等

這種藥物是抑制肥胖細胞所分泌出的化學傳達物質。

藥物是針對支氣管氣喘、過敏性鼻炎、過敏性皮膚炎等症狀加以抑制。不過並非所有的過敏性症狀都能得到改善。

例如：花粉症（因為花粉的原因而造成過敏性鼻炎、過敏性結膜炎，以及支氣管氣喘等）的患者在每年花粉紛飛的二～三週前，就開始使用這些藥物，可以預防花粉症的打噴嚏、流鼻水、流眼淚等過敏症狀。

大致而言，有過敏症的人大部分都可以發覺有造成過敏的過敏原（造成過敏的原因或物質），只要避免接近過敏原，就可以防止過敏再發。

過敏體質的人大致上很容易造成過敏，尤其對於食物比一般人更神經質。就像有些對蛋會過敏的小孩，母親也會嚴格地禁止他吃其他的食物，這些小孩在其成長過程中，可能就無法攝取到充分的營養。

因此，最好不要擅自判斷，要到醫院接受檢查，了解到底是何種過敏原，只要能避免接觸過敏原的東西即可。

關於副作用方面，使用 intal 的吸入劑，可能會造成**喉嚨的刺激**，使**聲音沙啞**。不過像這種副作用，只要喝點水，就會有所改善。

使用 tranilast 這種藥劑，可能會出現**膀胱炎的症狀**。其原因不明，不過是發生在高齡者身上，大都在服用後一～三個月發症。出現膀胱炎以後，即使接受檢查，也無法發現有膀胱炎的現象，無法找出任何的病菌。但是如果產生這種副作用，就必須要中止使用這種藥物，因此老年人要特別留意了。

oxatomide 具有抗多巴胺的作用，人體缺乏多巴胺時，會出現**柏金森症的症狀**（手腳發抖、痙攣等）。這時候，要馬上通知醫生，可能要馬上停止服用藥物，而使用其他的藥物。

最後，amlexanox 的副作用會造成**過敏**。其實只要是藥物，可能就會使某人產生過敏現象。只不過這些造成過敏現象的藥物，是治療過敏症的藥物罷了。

《與其他藥物併用時的副作用》

oxatomide和酒一起服用時，會使雙方的作用增強。intal和reserpine類製藥（降壓劑等），以及αimethyldopa製劑（降壓劑）併用時，會因為併用藥有促使鼻子阻塞的副作用，而使intal的藥效減低。

《這時要向醫生報告》

tranilast會造成排尿疼痛、殘尿感和血尿。oxatomide會引起動作不靈活，手腳顫動，痙攣。使用amlexanox，過敏的症狀許久仍未見改善。其他共通的症狀有想睡、嚴重的頭痛等症狀。

抗菌性藥

抗生素

〔主要成分的分類與一般名稱〕青黴素（盤尼西林）類（piperacillin、aspergecylline、ampicillin等）、頭孢子菌素類（cefaclor、ceftizoxime、cephalexin、cefotiam、flomoxef等）、氨基糖苷類（gentamicin、kanamycin、streptomycin、isepamicin、alvekasin等）、四環黴素類（tetracycline、doxycycline、minocycline等）、大內酯類（紅黴素、midecamycin、curarisulomycin、rokitamyeino等）。

〔市售藥〕無

疾病與藥物的結構

已經成為社會問題的MRSA的根本原因

抗菌性藥劑包括抗生素和化學療法藥（抗菌藥）。最早開發的是化學療法藥，具有消滅人體內害菌的物質，而人類以智慧應用化學上的技術，創造出自然界中所沒有的物質。後來，又在微生物中發現了其具有阻礙其他細菌發育的物質。即微生物這種生物體為了消滅其他的微生物，而在體內自然製造出某物質，抽出這種物質，製造成抗生素。

不過，現在也可以用化學方法製造出抗生素來，現在有很多抗生素都是以人工方式合成的。在此，就抗生素方面作一介紹。

我們的體內存在著各種細菌（常在菌），平常我們對於這種細菌具有抵抗力，所以身體不會產生任何的不適。但是當人體因為某種原因而衰弱時，體內隱藏的細菌就會開始增殖。

或者是會從別人或其他東西感染其病原菌，這些病毒菌會在體內異常增殖。這種異常增殖的狀態就是所謂的感染，如果抵抗力（免疫力）強的時候，即使感染也不會發病。但是抵抗力（免疫力）弱的時候，就會發病，產生各種的症狀。

肺炎、支氣管炎、扁桃腺炎、中耳炎、腦膜炎、乳腺炎、淋巴節炎、膀胱炎、膽囊炎、腹膜炎、腎盂炎、子宮附屬器官發炎……，因為細菌的感染而引起的疾病，在治療或預防上會使用抗生素和化學療法藥劑，總稱為抗菌藥。

使用抗生素（或化學療法藥劑），當體內達到一定藥物的濃度以上時，就會發揮殺菌或抑制細菌發育的作用，藥物發生效力。換言之，藥物對於這種細菌產生效力，這種細菌就稱作感受性菌。我們常說感受性強的人容易受他人的影響，感受性強的病菌較容易受藥物的影響。

反之，不容易受藥物影響的，藥物無法發揮效力的病菌，稱之為耐性菌。有些只對某種抗生素產生耐性，但是這時可以使用其他的抗生素來對抗。如果對於所有的抗生素幾乎都產生耐性（多劑耐性菌），這就非常危險了。

然而何以會產生耐性呢？原因就在於抗生素的濫用。抗生素被當作特效藥一般地過度使用，而產生了弊害。原本使用抗生素時，必須經過檢查確認造成疾病的病菌（病原菌），然後依照這種細菌的能耐，選擇使用抗生素。但是事實上，發明了對廣泛的細菌產生效力的抗生素以後，就不再對種類繁多的病原菌作確認。即使不作病原菌的確認，在使用這種廣泛菌有效的抗生素以後，都能夠產生效果。因為這種使用的方便，而產生了弊害。

總之，在醫療上，醫原病也是必須要考慮的一點。

大量使用對於多數病菌有效的抗生素，造成了病菌的反擊，形成了不怕任何抗生素的病菌。你的體內很可能就有這種耐性菌。

其實，因耐性菌而引起疾病的人，若未經確認就使用廣效性抗生素，很可能其他的感受性菌都被殺死了，同時也只有這種耐性菌急遽地增殖。如果不及早處理，很可能會因為這種耐性菌引起感染症，造成不可收拾的後果。另外，有的人體內沒有耐性菌，但是受他人感染以後，又大量使用抗生素。這時會使耐性菌增殖，造成難治性的感染症。

今天，已經成為社會問題的MRSA（二甲氧基苯青黴素耐性黃色葡萄球菌）的院內感染。MRSA是長年來使用各種抗生素，在自然界中所形成的病菌，很可能會在自然界中不知不覺地感染。慶幸的是這種病菌的力量弱，如果其數量少時，不會出現病原性。這和職業有所關聯，特別是醫療從業人員這種體內的病菌較多，體力弱的患者較容易感染。

根據報告有些患者在治療本身的疾病的途中，感染了MRSA，結果體內的病菌急速增殖，最後因為MRSA感染症而死亡。

預防感染的措施方面，醫療從業人員經常漱口，使用消毒藥水洗手，也會產生一些效果。還有，在各醫院雖然都進行徹底的消毒，但是這並非解決耐性菌的根本之道。因為在醫療的習慣上，對於抗生素的濫用才是其根本原因。

這種作法造成了許多社會問題，其實醫療消費者也有責任。感冒的時候，就拜託醫生：「請開給我抗生素。」有時候，毫無懷疑地接受各種抗生素，認為：「反正我也不懂。」服用後，症狀減輕時，自作主張地停藥，像這樣中途停止服用藥物，會形成耐性菌。

重點在於醫生與患者的溝通。如果有問題，應該要找醫生商談，而醫生會給予解答。一旦醫生無法給予解答時，可以詢問其他的醫生。再怎麼說，自己應該為自己的身體負責。在日本的醫療上，已經進入發展關係的時代了。

藥品製造商的爭相生產具有阻礙MRSA這種多劑耐性菌的新的抗生素。如果再度使用這種新的抗生素，可能又會形成新的耐性菌。根本的解決方法就是要慎重地使用。

MRSA的問題抗生素備受矚目，但是不要誤以為抗生素不好。其實抗生素和化學療法藥劑對於染上致命疾病的人而言，是他們的救命恩人。這在醫療上是不可或缺的。

在這大前提之下，我們要考慮的是使用方法是否有誤？或者甚麼才是正確的使用方法？是我們認真思考的時候了。在此，先探討抗生素的結構。

抗生素是一種阻礙細菌發育的方法，其主要作用有四：①阻礙細菌的細胞壁的形成。②改變細菌的細胞膜透過性。③干擾細菌在細胞分裂時掌握必要遺傳情報的核酸，而阻礙細菌的蛋白合成。④阻礙細菌細胞中必要物質的代謝。

目前，抗生物質的主流頭孢子菌素類和青黴素類，具有①的結構。氨基糖苷類新的抗生素具有②的結構。氨基糖苷類和四環黴素類、大內酯類，具有③的結構。

此外，具有阻礙發育的作用。雖然細菌本身還活著，但是卻無法製造下一代，靜待病菌本身的壽命終止，產生制菌作用。此外，能夠產生一起殲滅病菌的作用，即所謂的殺菌作用。前述的藥物結構，有些能產生其中的某種作用，有些甚至於能發揮二種作用。

副作用的結構　偽膜性大腸炎是因為抗生素所產生的副作用

●青黴素類＝piperacillin（pentcillin）、aspergecycline（doyle）、ampicillin（riccillin）等

能阻礙細菌製造細胞壁，具有殺菌作用。

細菌具有人類細胞所沒有的細胞壁，因此這種藥物只會對於細菌產生作用，就是殺菌。幾乎不會危害人體（副作用）。

不過有的人對於青黴素類的藥物產生**過敏**，嚴重時可能會因為呼吸困難而導致休克（**過敏性休克**）。根據報告曾經有因此而致死的案例。

在此，為各位介紹一九五六年，報章曾經報導的「藥害」案例。

當時，著名的東京大學法律哲學教授尾高朝雄先生，在齒科大學附屬醫院接受牙根拔除治療。拔除牙根以後，由於牙齦化膿，牙科醫生為其注射二十萬單位一cc的青黴素。經過一～二分鐘以後，尾高先生按摩注射的部位，決定放下捲起的袖子時，卻告訴醫生他覺得胸口不適，就這樣失去了意識。

雖然當時也進行吸入氧的急救處理，卻無效而宣告死亡。

這一樁青黴素休克（過敏休克）的死亡事件，引起大家對於抗生素的注意。為甚麼會發生這樣的事情呢？

大家都議論紛紛，結果得到的答案是「特異體質」造成的。不過當時因為休克而死的例子有上百件，後來陸續地發生。甚至還發生了因為服用玻璃瓶裝的感冒藥，而引起休克致死的事件。「藥害」的問題開始受到社會的注意。

尾高先生使用注射劑時，由於沒有作好預防休克的措施，而導致不幸的結果。服用口服的藥物時，可能會出現過敏的反應，首先會有嚴重的蕁麻疹現象和便意感。在這階段盡早處理，就不會有太大的問題，所以使用青黴素抗生素的人，必須要注意。

此外，頭孢子菌素類抗生素（後述）因為和青黴素類有相同的構造，很可能會出現交差性過敏（雖然是不同的藥劑，但是因為彼此有共通的抗體，所以會引起過敏）。所以曾經使用青黴素而引起過敏的人，在醫生開處方以前，必須要先告知醫生。

抗生素共通的副作用即**偽膜性大腸炎**和**維他命缺乏症**，下文中將作一說明。

偽膜性大腸炎是因為腸內的 clostridium、difficile 菌所引起的疾病，出現發燒、腹痛、下痢、血便等症狀。使用廣效性的抗生素時，腸內的其他細菌都被殲滅，只剩下 clostridium difficile 菌殘存，而開始大量地增殖，這是一種對抗生素有抗藥性的耐性菌。發病時，就必須使用對於這種病菌產生效用的抗生素來治療。

其次，維他命大都由食物中所攝取。還有，血液凝固所必要的維他命K，以及各種物質代謝上所必須的維他命B類，都是經由腸內細菌攝取食物而製造補充，所以當使用抗生素時，腸內的細菌受到破壞而引起維他命不足的現象。

缺乏維他命K時，會出現容易出血的現象。維他命B類不足時，會產生神經炎、口角炎、皮膚炎等。因此必須長期使用抗生素的人，可以一起併用維他命劑，並接受指導，從食品中攝取維他命。

《與其他藥物併用時的副作用》

和四環黴素類併用時，青黴素的效果會減弱。還有，和月經調節用藥併用時，會阻礙抑制排卵作用。

《這時要向醫生報告》

如果出現嚴重的蕁麻疹或皮膚發癢、不舒服、喘鳴、便意感等，還有肛門或陰道發癢、嚴重下痢、發燒、腹痛、牙齦出血、瘀青，嘴的四周和臉部肌膚粗糙，容易貧血、倦怠感、浮腫等症狀時，要向醫生報告。

●頭孢子菌素類＝cefaclor（ketral）、ceftizoxime（epocelin）、cephalexin（keflex）、cefotiam（pansoprin）、flomoxef（flumarin）

和青黴素同樣地，這種藥物會阻礙細菌之細胞壁的形成，而產生殺菌作用。抗生素中，這類的藥物已經成為主流藥劑。

由於種類非常多，因此依其開發年代與作用分成第一代至第四代。其副作用最令人頭痛的是耐性菌的出現。和青黴素一樣，會形成耐性菌。青黴素所形成的耐性菌，大都可以用這種頭孢子菌素類來殲滅，但是相反的，頭孢子菌素類所形成的耐性菌，很難用青黴素來殲滅。所以抗生素對於頭孢子菌素類所形成的耐性菌很難產生效果。此外，頭孢子菌素類的藥物對於血液系統的副作用，就是容易產生出血症狀。

《與其他藥物併用時的副作用》

和furosemide（腎小管類利尿劑）併用時，會引起腎臟功能障礙，甚至於產生惡化。

《這時要向醫生報告》

出現發燒、喉痛等感冒症狀，牙齦容易出血，容易瘀青，以及水狀下痢，下痢出現血便，肛門和陰道發癢等。

●氨基糖苷類＝gentamicin（gentacin）、kanamycin（kanamycin）、streptmycin（streptomycin）、isepamicin（exocin isepacin）、alvekasin（havekasin）等

會干擾細菌細胞分裂所必要的核酸，阻礙細菌蛋白質的合成，使細胞膜的機能混亂。

這種藥物會引起**聽力障礙**與**腎臟障礙**的副作用，大家都已經非常清楚了。

關於聽力障礙方面，這種藥物會導致掌管聽力、平衡感覺的內耳神經受損，出現暈眩、嘔吐症狀，甚至耳內會出現蟬鳴般的耳鳴症狀。如果出現這些症狀，要馬上接受醫院的診察，因為症狀嚴重時，可能會導致聽力喪失。

由於這種副作用，一般醫生會依據血液中藥量的程度，適當調整用量。所以絕對不可以因為忘了吃藥，一次服用二次的藥量。

特別是老年人因為腎臟機能衰退，很容易引起腎功能障礙。還有，抵抗力低弱的人也要

注意。由以上的副作用看來，頭孢子菌素類和其他的抗生素相比，其特徵大都是屬於劇藥。

抵抗力較弱的ＭＲＳＡ感染症患者投與havekasin藥物，容易出現嚴重的腎功能障礙（根據報告顯示，九〇〇〇例中就出現了四十二例腎障礙）。使用這種藥物時，必須要勤於做腎功能機能檢查，嚴密地監控藥物的用量。

還有這種藥物只限於短期使用，使用時要非常小心。此外，這種藥物會阻礙呼吸肌的活動，產生抑制呼吸的副作用，也是不可忽視的副作用。

《與其他藥物併用時的副作用》

和ethacrynic酸、furosemide（腎小管利尿劑）併用時，容易出現嚴重的氨基糖苷類的聽力障礙。和麻醉藥、肌肉鬆弛藥併用時，會增強抑制呼吸作用。與血液代用劑（dextran40、sodium alginate等）併用時，根據報告很容易出現腎功能障礙。

《這時要向醫生報告》

出現暈眩、嘔吐、耳鳴、聽力障礙、水腫、血尿、蛋白尿等，要向醫生報告。

●四環黴素類＝四環黴素（achromycin）、doxycycline（vibramycin）、minocycline（minomycin）等

這種藥物會干擾細菌細胞分裂所必要的核酸和阻礙細菌蛋白質的合成，具有制菌作用。本來藥物的顏色是黃色，小孩使用時，如果遇到永久齒的成長期，會導致牙齒的色素沈澱，使**牙齒變成黃色**，終生不會消退。不過牙齒已經完全成全的成人，就不會有這種問題了。

四環黴素類的藥物，其副作用為**光線過敏症**。因為光毒性反應與光過敏時，會產生淡紅色的疹子，尤其是容易曝曬到陽光的臉部和手的表面，會出現有如曬傷一般的症狀。

《與其他藥物併用時的副作用》

和制酸劑併用時，因為制酸劑中所含的鋁、鈣、鎂，會和四環黴素發生作用，產生螯合物，會妨礙四環黴素的吸收。因此，在併用時，要錯開服用時間約二個小時以上，才能夠使藥物更能生效。

和鐵劑併用時，也同樣地為了防止四環黴素的吸收功能減低，必須要錯開服用。此外，和warfarin（抗凝血劑）併用時，根據報告也要特別留意。

《這時要向醫生報告》

出現嘔吐、頭痛、嚴重水狀下痢、容易出血、肛門或陰道發癢等症狀時，要向醫生報告。

●大內酯類＝紅黴素（Erythrocin）、midecamycin（miocamycin）、cur-

arisulomycin（curaris、curariside）、rokitamycin（ricamycin）等

這種藥物能干擾細菌細胞分裂所必要的核酸，以及阻礙蛋白質的合成，具有制菌作用。這系列的藥物中，口服藥容易引起過敏性**肝障礙**和黃疸的症狀。

因人而異，有時候會出現**胃痙攣**和**腹痛**的副作用，尤其對於小孩子的影響更大，所以要特別留意。報告顯示，感冒的小孩服用紅黴素糖漿，會導致劇烈的腹痛、痙攣過度而失神的情形。

《與其他藥物併用時的副作用》

和carbamazepine（癲癇用藥）、theophylline（支氣管擴張藥）、warfarin（抗凝血藥）、毛地黃製藥（強心藥）、ciclosporin（免疫抑制藥）、麥角胺製藥（血管收縮劑）等藥物併用時，會提高上述藥物的效果。

《這時要向醫生報告》

嚴重疲倦、眼白、皮膚泛黃，胃或腹部疼痛，肛門或陰道發癢等症狀時，要向醫生報告。

抗菌性藥

化學療法藥

〔主要成分的分類與一般名稱〕Neuguinolone類（ofloxacin，norfloxacin，enoxacin，ciprofloxacin等），磺胺藥（sulfadime thoxine，sulfamethizole，ST混合藥等），抗結核藥（isoniazid，rifampicin ethambutol，paraminosalicylate calcium等），抗病毒藥（acyclovir等），抗毛滴蟲藥（metronidazole等）。

〔市售藥〕無

疾病與藥物的結構　對細菌、病毒、原蟲等有效的藥物

和前述的抗生素一樣，是非常重要的化學療法藥。以下我們將介紹目前非常活躍的最新藥類。

①neuguinolone類化學療法藥　②磺胺劑　③抗結核劑　④抗病毒藥　⑤抗毛滴蟲藥。

磺胺劑和neuguinolone類的抗菌藥，是化學療法藥中的代表。前者是在抗生素未出現的時代經常被使用，後者則是與抗生素具有相同的抗菌作用而經常使用的藥物。抗結核藥即結核病的治療藥。抗病毒藥是對於單純疱疹、水痘、帶狀疱疹等，以及對於抗生素使用無效的病毒感染症具有效力的藥物。抗毛滴蟲藥，感染了像毛滴蟲這種原蟲，而引起毛滴蟲病症，則在陰道部位使用這種藥物。

關於各種藥物的副作用也不少。

副作用的結構

結核病並未過時

●Neuguinolne 類＝ofloxacin（tarivid）、norfloxacin（baccidal）、enoxacin（flumark）、ciprofloxacin（ciproxan）等

干擾細菌細胞分裂所必要的核酸，並阻礙細菌蛋白質的合成，具有殺菌作用的藥物。

根據醫藥品副作用情報（日本衛生署藥務局）所提供的資料，neuguinolone 類的副作用如下：**偽膜性大腸炎、腎障礙**、enoxacin 引起的中毒性表皮壞死症（Lyell 症候群）、皮膚粘膜眼症候群（stevens Johnson 症候群）。

《與其他藥物併用時的副作用》

和非類固醇性消炎藥併用時，會使中樞神經興奮過強，而引起痙攣。與制酸劑、scural fate（粘膜保護劑）、鐵劑（治療貧血藥）併用時，neuguinolone 類的藥效會減弱。

和 theophylline（支氣管擴張藥）的徐放性製劑（能慢慢地被人體吸收的製劑）併用時，enoxacin 的影響更加顯著。ciprofloxacin 的影響會較輕。theophylline 在血液中的濃度增加，很可能會引起顫抖、嘔吐、暈眩、搖晃、痙攣等症狀。

《這時要向醫生報告》

出現發燒、腹痛、持續下痢、暈眩、搖晃，腰部和背部（大約在胃的後方）疼痛、血尿等，還有曬到太陽出現發疹的現象時，要向醫生報告。

●磺胺劑＝sulfadimethoxine（abcid）、sulfamethizole（urocydal）、ST混合劑（baktar）等

這種藥物會阻礙細菌細胞所必須的葉酸的合成，產生制菌作用。ST混合劑是sulfamethizole和trimethoprim結合而成的磺胺劑的混合藥。這種混合藥能抑制葉酸的活性與合成，發揮相輔相成的效果。

這系列藥物的副作用大都是會引起過敏，副作用的結構至今仍不明，所以當出現副作用時，必須要馬上中止用藥。主要的副作用如下：

會出現顆粒球減少症和再生不良性貧血等的**血液障礙**，以及Stevens Johnson **症候群**（＝皮膚障礙）、**肝障礙**、**腎功能障礙**、**光線過敏症**。

雖然其發生率並不是非常高，但是在抗生素和化學療法藥中，是屬於過敏性副作用較多的藥類。

有些人服用磺胺劑以後，會引起**低血糖**症狀。磺胺劑本身就具有降血糖作用，所以糖尿病患者最好避免使用，如果必須使用時，醫生會非常留意用藥。

《和其他藥物併用時的副作用》

和 sulfonamide、sulfonylurea 類降血糖藥併用時，會使降血糖作用過度增強，而產生低血糖症狀。與 warfavin（抗凝血藥）併用時，會增強抗凝血作用產生容易出血的症狀。

《這時要向醫生報告》

出現喉嚨痛、發燒、嘔吐，容易瘀青，牙齦容易出血，倦怠感、關節痛、背部下方疼痛、血尿、皮膚發紅，出現水疱，容易脫皮等症狀時，要向醫生報告。

●抗結核劑＝Isoniazia（インニアジド）、rifampicin（rifadin、rimactane）、ethambutol（esanbutol）、paraaminosalicylate calcium

一九五五年時，實際的結核患者數約五十二萬人，在一九八九年大約有五萬人。三十年內減少至十分之一以下，但是與國外相比，罹患比率仍是很高的。在國內比肺炎和貧血（各約三萬人）患者人數更多，所以這種疾病人數並未減少。

治療結核的主要藥物是 isoniazid，會阻礙細菌蛋白質的合成，抑制細菌細胞所必須的物質，而產生殺菌作用。

其副作用方面要特別注意的是**末梢神經炎**，手腳前端出現痲痺，很可能會出現手腳知覺異常的現象；會抑制體內的維他命B_6，所以為了預防這種副作用，要併用維他命B_6。

還有，這種藥物會對代謝物質產生作用，很可能會造成**肝功能障礙**。

vifampicin這種會阻礙細菌蛋白質合成的藥物，會產生制菌作用。在構造上這是紅色的藥物。當藥物在體內完成任務以後，會由汗、淚、尿等排泄，排泄物會呈紅色。例如：只用軟式隱形眼鏡的人，隱形眼鏡會被染成粉紅色，所穿著的內衣和襯衫也會出現紅色的斑點，甚至於尿液會被染紅，而被誤認為出現血尿的現象。

不過，如果出現這些現象時，不必太擔心。

要特別注意的是**肝功能障礙**和**過敏症狀**。肝功能障礙是暫時性的，一般會持續地使用，過了一段時間以後就會消失，但是對於過敏現象就必須要特別注意了。出現感冒一般的症狀時，請告知醫生。

ethambutol會阻礙細菌必須的物質代謝，以及阻礙細菌蛋白質的合成，產生制菌作用。副作用會出現視神經障礙，產生**視野狹窄**，中心出現暗點的初期症狀。嚴重惡化時，會導致失明。當出現視野變窄，視力減低時，可能會無法看清報紙上的文字。這時要馬上告知醫生，如果置之不理，即使最後停止服用藥物，也無法恢復。

Paraaminosalicylin calcium會阻礙細菌細胞所必須的葉酸的合成，產生制菌作用。

這種藥物很容易引起**腸胃障礙**的副作用。幾乎有三〇～四〇%的人因為使用這種藥物，而造成食慾不振。如果出現這種副作用時，請告知醫生，可以併用健胃劑來改善副作用。

此外，這種藥物也會引起**過敏反應**。開始服用藥物的最初二週，會出現過敏反應的症狀，要特別留意。

《與其他藥物併用時的副作用》

▼**isoniazid 的情形**＝和抗凝血劑、癲癇治療藥、降血壓藥、交感神經興奮、副交感神經抑制劑、三環類抗憂鬱症藥併用時，以上的藥物效力過分增強。另外，和口服的糖尿病用藥、胰島素併用時，這些藥物會產生拮抗作用，使藥物的藥效減低或增強。和同類的 rifampicim 併用時，會出現嚴重的肝功能障礙。與 disulfiram（治療習慣性中毒治療藥）併用時，可能會出現精神神經障礙。此外，服用 isoniazid 時，攝取鰹魚、鰤魚、鮍魚、青花魚、秋刀魚、沙丁魚、乳酪、葡萄酒等含有酪胺的食品時，可能會出現臉部潮紅、頭痛、全身無力感、出疹子等的中毒症狀。

▼**rifampicin 的情形**＝β遮斷藥（降血壓藥等）、鈣的拮抗劑（降血壓藥等）、wafarin（抗凝血藥）、guinidine（心律不整藥）、毛地黃製藥（強心藥）、口服糖尿病藥、副腎皮質消炎荷爾蒙藥（消炎藥等）、ciclosporin（免疫抑制藥）、黃體•卵泡荷爾蒙混合

製藥。如果和以上的藥物併用時，會使以上所有的藥物的藥效減弱。和同類的ethambutol併用時，會增強ethambutol的副作用（視力障礙）。

▼**paraaminosalicylate calcium的情形**＝有抗凝血藥（warfarin）併用時，會增強抗凝血藥的藥效，這時要調整藥量。

《這時要向醫生報告》

▼**isoniazid的情形**＝手腳前端出現麻痺感，嚴重疲倦，食慾降低、痙攣，還有出現容易出血的現象時。

▼**rifampicin的情形**＝皮膚、眼睛泛黃，容易出血、發疹，以及發燒等類似感冒的症狀時。

▼**ethambutol的情形**＝視物時，覺得困難：視線模糊，色調改變的症狀時。

▼**paraminosalicylate calcium的情形**＝胃不舒服、下痢、便秘、食慾不振時，還有發燒、皮膚變紅，出現疹子的情形時。

●**抗病毒藥＝acyclovir（zovirax）等**

病毒（拉丁語是「毒」的意思），是微生物中最小的動物，只能夠在人類這種高等動物的細胞內增殖為其特徵。保護我們的細胞不受傷害而殲滅這些濾過性病毒，實在非常困難。

事實上，並沒有這種特效藥。目前雖然發明了藥物，也只能對於一小部分的濾過性病毒產生效用。這種藥物能夠抑制濾過性病毒的增殖，阻止病毒的再生。

最具代表性的就是acyclovir，對於單純性的疱疹或帶球疱疹等治療非常有效。

希望各位注意的副作用就是**腎臟功能障礙**、**想睡**，以及搖晃的精神神經障礙。根據美國的報導，也有**關節疼痛**、**月經異常**的副作用。

≪這時要向醫生報告≫

出現水腫、少尿、頭痛，雖然晚上睡得很好，白天卻想睡、搖晃、食慾不振、下痢、胃痛等症狀時，要向醫生報告。

●抗毛滴蟲藥＝metronidazole（takimetol、trichocide、flagyl）等

毛滴蟲是一種原蟲，主要是因為性行為而感染。有些人則是在公共澡堂或因為內褲不潔而感染。

女性從陰道開始，尿道、膀胱、斯基恩腺、巴多林腺等會感染，而男性的尿道與前列腺等也會感染。治療的時候，不只是女性要治療，與其有性行為的男性也必須要接受治療。

進行治療使用藥物時，女性的陰道分泌物會增加，外陰部會有發癢的現象。這和毛滴蟲陰道炎的症狀相同，所以會懷疑好像病好不了的樣子。

不過會出現這些症狀，很可能是副作用的關係。因為這藥物會使陰道的 **candida** 念珠球菌（黴菌）繁殖，產生症狀。是因為藥物的效用還是副作用所引起的，這就必須要抑賴醫生的判斷了。

《和其他藥物併用時的副作用》

和酒精（酒）併用時，很可能會出現胃部刺痛、嘔吐、頭痛等症狀，所以使用這種藥物時，原則上要禁酒。一般止咳的口服液、糖漿等，都含有酒精，所以要特別留意。

《這時要向醫生報告》

毛滴蟲陰道炎的症狀無法改善，手腳痲痺，味覺變化等。

其　他

癌＝緩和三大副作用的作法

我們的身體是由數十兆個細胞所構成的，各個細胞發揮其作用，維持人體健康。不過，如果這些正常細胞因某種原因而產生病變，成為另一種細胞。這種異變的細胞逐漸增加，對身體就會產生不良的影響。這就是所謂的癌。

形成癌的要因有體質、食物、環境、藥物等。其實到目前為止，真正的原因還無法確認。正常的細胞增殖到一定的數量，就不會繼續增殖。但是癌細胞會毫無限制地增殖。雖然可以進行切除的手術，然而這種癌細胞具有容易再發的性質。此外，目前只能採用對症療法，使用的治療藥物分成二大類：

一種是阻止癌細胞增殖的藥物。另一種是提高身體的免疫力，和體內的突變癌細胞對抗。眾所周知的丸山疫苗就是屬於後者，有許多學者認為疫苗不見得有這樣的作用。丸山疫苗是從瓦茸所萃取而得的甲酚物質。這種物質在人體的防禦機能方面具有干擾素的作用，逐漸產生了許多提高免疫力的藥物。不過這些藥物的效用至今仍不明。

另一種是抑制癌細胞增殖的藥物，能夠阻礙癌細胞分裂、增殖不可或缺的蛋白質的製造。甚至還能阻礙蛋白質的合成，主要是用於改變蛋白質合成時所必要的DNA和RNA這種核酸的型態，以殲滅癌細胞的子孫。罹患癌症時，就會使用這類型的藥物。

這些藥物最大的缺點與副作用，就是會影響到正常細胞。最近，開發出只針對癌細胞產生效用的藥物，但是仍存在著許多的副作用。

特別是分裂旺盛部分的正常細胞容易受到影響，白血球受害的程度不小。一個紅血球細胞的平均壽命是一二〇天，白血球的平均壽命卻只有十天左右。使用抗癌藥會阻礙了細胞的增殖，很可能在轉眼之間細胞數就會減少。

白血球的數目降至三千以下時，免疫能力降低，即防止感染症的能力降低，這時應中止使用抗癌藥。如果血小板數降至六萬以下，就容易出現紫斑的症狀。所以使用抗癌藥時，如果血小板數降到七萬以下，就要停服一段時間。

治療方面，為避免罹患白血球減少症，在用藥之初，就要防止**血液障礙**。將數種藥錯開時間分別使用。此外，也可以抽取患者本人的正常骨髓（骨髓幹細胞）來培養，在使用抗癌劑進行治療以後，再度將其移植到病人的身上（注入）。

此外，為了使白血球增加，也可以使用藥物。同時，為強化正常細胞的核酸合成，也可以使用維他命（＝葉酸）。有各種不同的療法。

使用抗癌劑的副作用，就是會產生強烈的**嘔吐感**。抗癌劑會刺激延髓、胃的D_2接收體與血清素接收體，所以，會引起強烈的嘔吐感。甚至會因為口服用抗癌劑的嘔吐經驗而殘留不良的嘔吐印象，繼而引起嘔吐感（即所謂的預測嘔吐）。

嘔吐感的程度也有個別差異，有的人使用藥物一～二小時以後，就出現嘔吐感（急性）；有的人經過了二十四小時以上才出現嘔吐感（遲延性）。無論如何，難過的感覺都是同等的。有嘔吐感的時候，當然會喪失食慾。對患者而言，會因此而無法攝取到所需的營養。

於是，開發了可以抑制嘔吐感的新藥。這種新藥能對血清素接收體產生拮抗作用，而抑制嘔吐。對於急性、遲延性、預測性的嘔吐都有效用，甚至是對嘔吐感都能產生療效。

此外，使用抗癌藥最常出現的**脫毛**副作用，是因為抗癌藥對於毛根細胞產生作用，抑制了細胞的增殖所致。不過並未破壞毛根細胞，一旦停止使用抗癌藥時，自然就會長出毛髮。但是為了減少患者的心理負擔，要盡量想出各種對策。

有些醫院會使用道具來緊束患者的頭皮，甚至利用碎冰冷敷頭皮，使血管收縮（變細），抗癌藥便不易進入毛根。

雖然這會因為藥物的用量和使用期間而有所變化，然而作了防止脫毛的措施，對於患者的心情會有所幫助。在此，期待所有的醫療單位能夠推展這方法。

因為有以上的副作用，所以癌症最好是早期發現早期治療。藥物發揮了驚人的延命效果。如果有任何不適，要及時接受檢查。這就是最好的治療方法。

愛滋病＝要有正確的知識和理解，預防第一

愛滋病是（Human Immunodeficiency Virus＝ＨＩＶ、人體免疫不全病毒）之故所產生的傳染病。從一九八一年初次披露，至今已成為全世界最著名的疾病了。一九九二年七月，世界上的成年愛滋感染者推測有一千二百萬人，現在日本推測有一萬人。但是根據報告發現，這種情形在二十、三十歲層的年輕人與女性之間擴展，其嚴重性逐漸增加。為了紓解這種危機，最重要的是讓大家正確認識愛滋病，採取預防措施。

感染ＨＩＶ以後，在其精液、陰道分泌液、血液中含有多量的病毒。此外，這種病毒會經過胎盤，甚至於透過母乳而使胎兒受到感染。其感染途徑主要有三：

①性行為　②血液　③母子感染。

一般以性行為的感染最多。不論性別，沒有特定的性伴侶的人感染率最高。正確地使用保險套，注意不要接觸對方的體液，這是最重要的。

經由血液感染方面，日本的血友病患者因為輸血使用外國的血液製劑，導致七〇％的人

因此而受感染。但是現在因為使用輸入的血液製劑而感染的危險性，已經消除了。在日常生活中，血液感染的案例非常少。不過，像牙刷、刮鬍刀、梳子等，這些很可能沾上血液的物質，最好是分開使用比較安全。以前，美國曾傳出吸吮過愛滋病人血液的蚊子，再去叮咬其他人就會傳染愛滋病。然而根據報告，如此並不會感染愛滋病。

母子感染的發生率約三〇％。嬰兒在母體裡和生產時或哺乳時，都有可能感染到母親的病毒。所以受到HIV感染的女性，要懷孕時最好和醫生作詳細的商談和生產計劃。

如果感染愛滋病——。與免疫有關的淋巴球會直接攻擊而產生了抗體，作為身體的防衛。總之，會製造HIV專門的抗體（需費時二～八週），但是HIV具有不斷改變形態的性質，因此必須要不斷地形成抗體。

然而HIV的變化非常迅速，使抗體無法及時產生。這時勢力擴大的HIV會進入淋巴球內，破壞淋巴球，以至無法製造抗體。在這同時，免疫力會突然降低，開始出現各種的症狀，如：淋巴節腫、食慾不振、下痢、發燒、極度的倦怠等等。

到了這階段即表示病發，在此之前的狀態稱為潛伏期。潛伏期簡約有十年。在這期間表面上看起來是很健康的。由潛伏期間到病發，抵抗力會逐漸衰退，症狀會惡化。很容易感染上弱的病源體（機會感染）。此外，也很容易產生惡性腫瘤，逐漸走向死亡。愛滋病即代表上述嚴重的症狀。

治療上使用抗病毒藥，然而效果卻非常緩慢。

愛滋病最好的防禦就是預防。萬一不幸感染了，在治療的同時也必須要努力，注意避免傳染給他人。此外，也不要排斥感染者，這一點也非常重要。對於疾病的預防，擁有正確的知識是必要的。

只要一聽到卡波氏肉芽腫和加里尼肺炎，就認定爲愛滋病，那可就大錯特錯了。因為罹患其他疾病而免疫力降低時，也會產生這些病症，因此，並非是屬於愛滋病特有的疾病。

不要對疾病有偏見或差別待遇。如果只是站在多數人的一方而積極排斥少數人的一方，那就有如在學校以強欺弱的行為一般，尤其是身為大人的我們，應該要具有主見。

對於疾病或病人的偏見，也會反映在藥物的副作用方面，亦即也會對藥物的副作用產生偏見。世界上有不少藥物因其副作用而遭淘汰。然而這些被抹煞的藥物，果真一無所取呢？事實上，不見得藥物本身不好，而是用法不當所致。

在今日，我們要讓藥物成為我們的助手，使其展現它的優異效用。

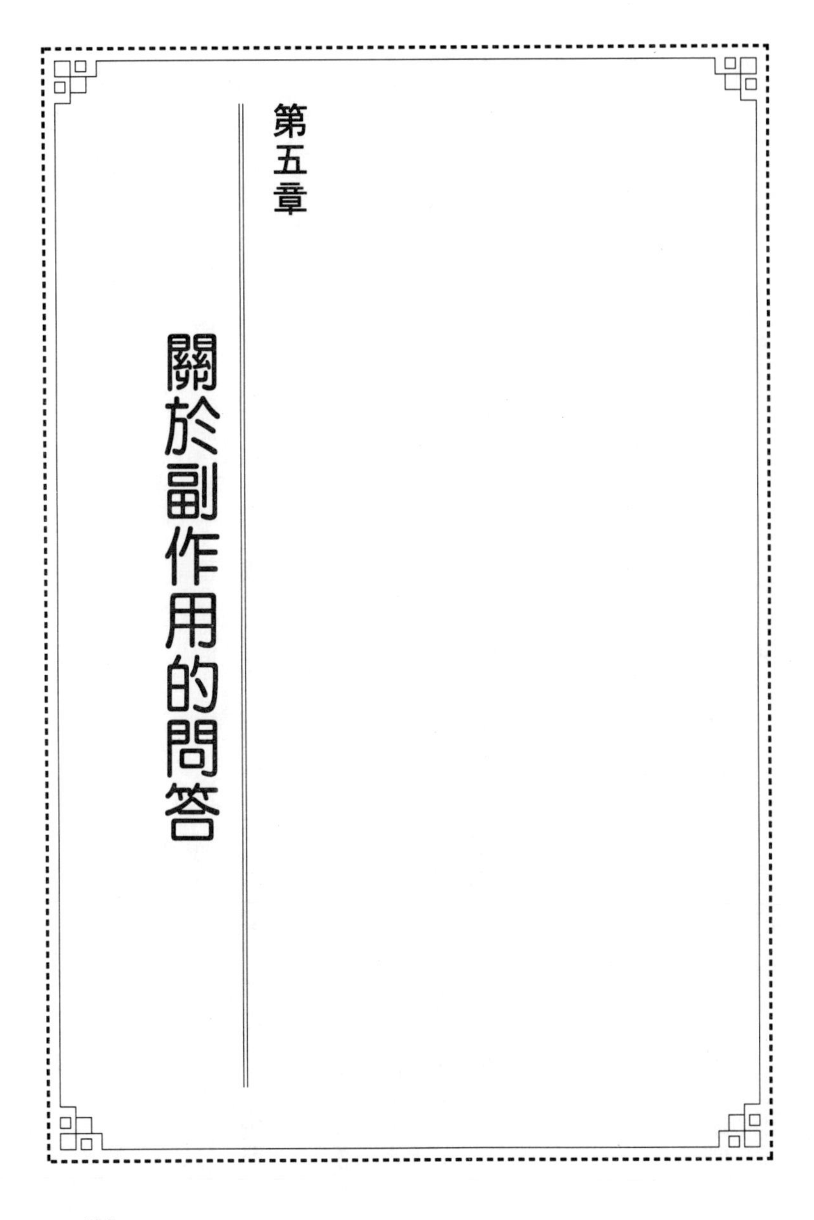

第五章

關於副作用的問答

Q 到醫院取藥時，要注意哪些事項？

A 一般人到醫院的窗口或藥局拿藥時，都會詢問用法與用量（何時、如何使用、多少量）。除此之外，就不再多去了解。為了預防副作用的發生，除了用法與用量之外，必須還要詢問如下的事項：

▼藥物名稱▼藥物的效果，自己是否能感覺到藥效▼藥物產生效用所需的時間▼為何必須要在決定好的時間內服藥▼服藥時，是否有食物方面的禁忌。酒、煙是否會造成影響▼市售藥是否會與此藥物互相作用▼副作用為何？一旦出現副作用，要如何處理呢▼這種藥物要服用多長的時間——。雖然問題不少，但每一個問題都是不容忽視的。

在詢問的同時，最好做筆記，對於你的處方，必須要擁有藥物的知識。

Q 在副作用中有獨特的多毛症，是否當真？

A 不錯。在美國有一種名為minoxydil的降壓藥，服用者八〇%都出現多毛症與胎毛變硬的副作用。同時鬢角與眉間的毛增加，慢慢地，背部、四肢、頭都出現多毛現象。中止服藥半年後，就會復原。雖然這是一種副作用，卻也可以當成增毛劑來使用。

事實上，在美國一九八八年此藥已被認定是男性脫毛症的外用藥，在日本，也進入最後的實驗階段了。本來為副作用，堂堂升格為主要作用的例子是很獨特的。會引起多毛症的藥物，還包括副腎皮質消炎荷爾蒙劑、男性荷爾蒙劑、phenytoin（抗癲癇藥）等。

此外，服用cimetidine（H_2接收體拮抗劑）或spironolactone（降血壓劑）等，會出現男性擁有女性化乳房的情形。這種可怕的副作用，是因為某種β遮斷劑（降壓藥等）所致。這種藥物的副作用實在令人難以置信。

Q　服藥後病情惡化，這也算是一種副作用嗎？

A　是的，有的藥物服用後，會出現與疾病相同的症狀（＝惡化）的副作用。例如雖然利用抗生素殺死病原菌，卻造成其他的耐性菌增殖，而於同樣的場所再度出現感染症（交替菌症）。此外，在未治癒前又於其他部位併發感染症（多重感染症），這也是抗生素重要的副作用。其他也有服用氣喘藥而引發氣喘、服用過敏藥而引起過敏的例子。

類似這樣的副作用的例子，不勝枚舉，到底是副作用，還是藥物無效，連醫生也難以斷言。如果醫生判斷是藥物無效，則很可能會增加藥量。不過，最重要的，還是在於患者本人的「感覺」。如果服藥後情況更差，則要向醫生報告。關於使用藥物的情報，都存在於患者本身的體內。為了掌握這些情報，需要仔細觀察自己的身體狀況。

Q 服用感冒藥後覺得口渴，喝水後出現腹脹現象，該怎麼辦？

A 市售的感冒藥，幾乎都含有抗膽鹼作用的成分，而口渴是共通的副作用。尤其是在暖氣房上班的人，更容易因為口渴而頻頻喝水，造成腹脹的現象。解決方法有二：可含一顆無砂糖成分的減肥糖，藉此能夠促進唾液的分泌，緩和口渴的現象。如果含有砂糖成分的糖果，則口中容易發粘，同時也會損傷牙齒。像檸檬口味的減肥糖，味道清爽，可以嘗試使用；另一個方法，是利用小的噴霧器裝水，女性則可以使用香水噴霧容器，在口渴時候口中噴水，就能改善口渴的症狀，預防腹脹。

當然，可以將此容器冷藏，使用起來更為爽口。

更簡單的方法，就是頻頻地漱口。這些方法比飲用開水、咖啡、紅茶、果汁等更為有效。

Q 我是大量抽煙者（一日四十根），藥物和香煙是否會產生不良的作用呢？

A 是的。一般紙捲香煙中含有活化肝臟酵素的物質，會使藥物過度代謝，造成藥效減低。例如，經常吸煙者服用支氣管擴張藥 theophylline 時，用量是不吸煙者的一・五～二倍。此外，女性抽煙者使用月經調節用藥時，心肌梗塞罹患率是不抽煙女性的一一・七倍。其他如止痛藥、抗不安藥、三環系抗憂鬱劑、吩噻嗪（phenothiazine）系的抗精神病藥等，很可能會與香煙產生相互作用。

當然，並非一定要戒煙，但是要坦白告知醫生自己一日抽多少根煙。此外，服用藥物期間，患者煙量的減少或戒煙的情形也會告知醫生，因為處方箋可能因此而更改。

香煙的煙中含有苯幷芘這種致癌物質，因此，抽煙孕婦比不抽煙孕婦的周產期死亡率更高。

總之，從各方面看來，煙都不是什麼好東西，必須考慮戒煙的重要性。

Q 很多人在飲酒之前都先服藥，這是好方法嗎？

A 當然不好。尤其是以酒代水的人，更是需要注意。因為藥物可能與酒作用，導致疾病惡化。況且酒精與藥物的配合度不良，可能會併發其他的症狀。

一般而言，安眠藥、抗癲癇藥、精神病藥、強心藥、抗心律不整藥、消化性潰瘍治療藥、B1以外的維他命劑、抗凝血劑、降血糖劑、抗生素、抗結核劑、抗原蟲劑等，更是忌諱與酒精併用。

如果與酒精併用，可能會導致藥效過強或減弱。根據報告顯示，酒精與安眠藥或降血糖劑併用，更容易引起重大的副作用。

某位七十六歲的男性，將一壺日本酒與安眠藥 triazolam 併用，第二天出現意識模糊的狀態。

另外也有人將三壺日本酒與降血糖劑 tolubutamide，結果因為血糖值失控而死亡。為了避免發生意外事故，服藥時最好不要渴酒。同時，為了考慮健康，也必須要考慮戒酒。

Q　服用胃潰瘍的藥物後，性能力就開始減弱了……。

A　很多糖尿病患者在接受藥物治療後，性能力都減弱了。另外，降血壓劑、心律不整藥、某種的β遮斷劑、胃炎及胃潰瘍藥物的 cimetidine、止咳化痰的 ephedsine hydrochloride、抗憂鬱劑，抗精神病藥、強心藥等也會出現陽痿。由於患者難以啟口，因此未被視為副作用。此外，在國外長期使用高脂血症用藥 rovastatin，會使男性荷爾蒙受到影響，造成無精子症，產生生殖機能不良的副作用。如果因為服藥而影響到夫妻生活，或因為沒有子嗣而煩惱，可以找醫師或藥劑師商量。

一般只要減少藥物的用量或更換藥物，多半能夠解決問題。如果尚存在其他的原因，就必須請醫師再度診斷，接受指導，不要輕言放棄。

Q　腦溢血之後一直服藥，但是禁食納豆，原因為何？

A　因為腦血管梗塞而引起腦溢血後不停地服用抗凝血藥。這一類的藥物能夠預防血液凝固，但是納豆中所含的維他命K，具有使血液凝固的作用，即使含量很少，不過，一旦進入體內，會促使納豆菌製造更多的維他命K。因此，如果食用納豆，極可能會減低藥效。另外，對於維他命K含量豐富的綠花椰菜、高麗菜、萵苣等食品，也要控制攝取量。由於攝取少量的納豆，也很可能會造成極大的副作用（出現血栓），因此一般是禁用的。

像這種會與食品產生衝突的藥物的例子不勝枚舉，在國外常見的就是抗憂鬱劑與乳酪的問題。服用抗憂鬱劑（MAO遮斷劑）的患者，如果併用乳酪、葡萄酒、醃漬鯡魚、雞肝等，會因為高血壓而引起頭痛、噁心，嚴重時，可能會引起腦溢血而致死。主要原因是食物中所含的酪胺會與藥物互相作用所致。

服用藥物者如果因為食物問題而產生不適感時，務必要向醫師、藥劑師報告。

Q　為防止與藥物互相作用或產生副作用，應該注意哪些事項呢？

A　首先，除了處方藥物之外，勿擅自使用其他的藥物。同時，也確實遵照藥物的使用方法。尤其是慢性病患者，每天要服用數種類的藥物，所以更是需要小心。如果是上班族，可將一日的藥量分成數包，在手錶上設定時間定時服用。為了以防萬一，在事前可詢問醫生或藥劑師在忘了服藥時該如何處置。例如抗凝血劑（warfarin 等）、心臟病用藥、抗癲癇劑等，其用量的調節非常微妙，不可一次服用二次的藥量。

藥物的分色也是為了防止服錯藥而想出來的方法。最近的藥劑多半是白色的，可以考慮使用固定藥物的容器。此外，即使是罹患相同的病，也不可服用他人的藥物。依個人症狀的不同，藥物的用量也不同。如果因為服用他人的藥而引起副作用，那真是荒謬至極的作法。

Q 老年人服藥要注意哪些事項呢？

A 老年人疾病的治療，需要家人的協助。年紀老邁後，身體機能漸衰，出現各種疾病，使用藥物的種類也隨之增加，因此，藥物的管理更顯重要。此外，為防藥物之間互相作用而造成不良的影響，必須將目前所使用的藥物告知醫生。

例如，服用內臟治療藥的人，也可能同時是牙病或眼病患者。同時，也不要隨便購買市售的感冒藥服用。很多老年人都患有青光眼與前列腺肥大症，如果服用市售的感冒藥，很可能會導致原本的病情更為惡化。

感冒藥中所含的成分具有抗膽鹼作用的功能，會造成眼壓上升，抑制排尿。因此，要使用新的藥物時，必須要與醫師或藥劑師商量。

臥病在床的人，服藥時需下點工夫。躺著服藥時，藥物容易阻塞食道或消化管上部，引發食道性潰瘍、胃灼熱等。因此要扶起患者的上半身，用充分的水送服。同時，必須將粉末藥劑與錠劑分開服用，以免藥物哽在喉嚨而造成意外。

Q 預定到國外旅行一個月，在攜帶藥物方面要注哪些事項？

A 即使身體健康，也會隨身攜帶家庭急救箱中的各種藥物，例外感冒藥、整腸劑、胃腸藥、絆創膏等。如果持有處方箋，則在出發前需要備妥必要分量的藥物。同時要詢問並記錄這些藥物成分的一般名稱、商品名、用量等。萬一隨身攜帶的藥物在途中遺失，就能夠拿著記事本買到相同的藥，並依原來的用量來服用。

另一方面，在國外突然生病而必須服藥時，也要記下藥物成分的一般名稱、商品名、用量等，以便回國後作為治療的參考。攜帶安眠藥等習慣性藥物入關時，需要格外地注意，因為這牽涉到精神用藥取締法的規制及關稅的問題。因此，在索取處方時，順便請醫生簡單地寫下必須使用這些藥物的理由。

以上的藥物要隨身攜帶，如果放在行李箱內，有遺失之虞。同時，機內的貨艙是密閉狀態，藥物的效果可能因此而降低。

Q 錠劑或膠囊上的顏色是否有害身體呢？

A 不會。藥劑上分色是為防錯服藥物。尤其慢性病患者可能同時要服用數種藥物，如果藥劑皆為白色，就難以區分。很多人認為一經著色的東西就不好，可能會影響人體，因此目前的藥物多半是白色的。的確，有些著色料會對人體造成不良的影響，例如酒石黃這種黃色的色料，會造成過敏，因此藥商開始限制酒石黃的使用。但是，食品業界都大肆地使用，從醃黃蘿蔔開始，很多食品都被染成黃色，很多人因食用這類食品而造成氣喘體質、青黴素過敏症等。其實藥物著色的問題並不大，真正的問題在於食物的著色。

目前的藥物多半為白色，必須小心地進行藥物管理，不要服錯藥了。

Q 最近經常聽到『無鈉』與『DDS』，這是什麼意思呢？

A 所謂『無鈉』，即是指藥物中不含鈉。例如一日份的腸胃藥中約含一・五g的鹽，對於必須限制鹽分攝取的高血壓患者而言，如果服用這種藥，會造成鹽分過剩攝取。健康人一日鹽分最好限制在十公克以內，這也是『無鈉』產品受人歡迎的原因。

所謂的『DDS』，就是drug‧delivery‧system的簡稱。是指體內的藥物配給系統。在體內不良的部分，於必要的時間配送必要量之藥物的系統。對於需要產生效用的場所，確實地提供藥物，使副作用降低到最小的限制。此外，要進一步地利用『DDS』而產生的靶子療法，能使藥物只對病巢奏效，不會侵犯到正常細胞。亦即針對毒性較強的抗癌劑等進行更深入的研究，使得藥物副作用的狀況有了極大的改變。

Q 萬一出現藥物的副作用，該怎麼處理呢？

A 藥物的副作用似乎是無可避免的。根據厚生省對市面的藥局進行調查，發現漢方藥的副作用也不能等閒視之。前述的DDS或靶子療法，將會是今後藥物使用的趨勢。不過，在服用的藥物奏效之前就掌控副作用，這才是最重要的。

在美國各州都有二～三所藥毒資訊中心，在醫院內也有Secandopinion，這是與自己的主治醫生以外的其他醫生商談自己的治療上的問題之系統。此外，也有評價藥物的基準及定期檢測的制度，有組織地處置副作用的問題。而在國內，目前尚沒有這麼進步。總之，藥物使用者必須對藥物有清楚的認知。其次是開處方的醫師與藥劑師如何妥當地調配藥物。

患者必須仔細詢問藥物副作用的問題。尤其是購買市售的成藥時，更是要詳讀說明書，並且仔細地詢問藥劑師。萬一出現症狀，要馬上接受醫生的診察，並接受指示加以處理。

大展出版社有限公司　圖書目錄

地址：台北市北投區11204
致遠一路二段12巷1號
郵撥： 0166955～1
電話：(02) 8236031
8236033
傳眞：(02) 8272069

・法律專欄連載・電腦編號 58

台大法學院 法律學系／策劃
法律服務社／編著

①別讓您的權利睡著了[1]　200元
②別讓您的權利睡著了[2]　200元

・秘傳占卜系列・電腦編號 14

①手相術	淺野八郎著	150元
②人相術	淺野八郎著	150元
③西洋占星術	淺野八郎著	150元
④中國神奇占卜	淺野八郎著	150元
⑤夢判斷	淺野八郎著	150元
⑥前世、來世占卜	淺野八郎著	150元
⑦法國式血型學	淺野八郎著	150元
⑧靈感、符咒學	淺野八郎著	150元
⑨紙牌占卜學	淺野八郎著	150元
⑩ＥＳＰ超能力占卜	淺野八郎著	150元
⑪猶太數的秘術	淺野八郎著	150元
⑫新心理測驗	淺野八郎著	160元
⑬塔羅牌預言秘法	淺野八郎著	200元

・趣味心理講座・電腦編號 15

①性格測驗１	探索男與女	淺野八郎著	140元
②性格測驗２	透視人心奧秘	淺野八郎著	140元
③性格測驗３	發現陌生的自己	淺野八郎著	140元
④性格測驗４	發現你的真面目	淺野八郎著	140元
⑤性格測驗５	讓你們吃驚	淺野八郎著	140元
⑥性格測驗６	洞穿心理盲點	淺野八郎著	140元
⑦性格測驗７	探索對方心理	淺野八郎著	140元
⑧性格測驗８	由吃認識自己	淺野八郎著	140元

⑨性格測驗9　戀愛知多少	淺野八郎著	160元
⑩性格測驗10　由裝扮瞭解人心	淺野八郎著	160元
⑪性格測驗11　敲開內心玄機	淺野八郎著	140元
⑫性格測驗12　透視你的未來	淺野八郎著	140元
⑬血型與你的一生	淺野八郎著	160元
⑭趣味推理遊戲	淺野八郎著	160元
⑮行爲語言解析	淺野八郎著	160元

・婦幼天地・電腦編號16

①八萬人減肥成果	黃靜香譯	180元
②三分鐘減肥體操	楊鴻儒譯	150元
③窈窕淑女美髮秘訣	柯素娥譯	130元
④使妳更迷人	成　玉譯	130元
⑤女性的更年期	官舒妍編譯	160元
⑥胎內育兒法	李玉瓊編譯	150元
⑦早產兒袋鼠式護理	唐岱蘭譯	200元
⑧初次懷孕與生產	婦幼天地編譯組	180元
⑨初次育兒12個月	婦幼天地編譯組	180元
⑩斷乳食與幼兒食	婦幼天地編譯組	180元
⑪培養幼兒能力與性向	婦幼天地編譯組	180元
⑫培養幼兒創造力的玩具與遊戲	婦幼天地編譯組	180元
⑬幼兒的症狀與疾病	婦幼天地編譯組	180元
⑭腿部苗條健美法	婦幼天地編譯組	180元
⑮女性腰痛別忽視	婦幼天地編譯組	150元
⑯舒展身心體操術	李玉瓊編譯	130元
⑰三分鐘臉部體操	趙薇妮著	160元
⑱生動的笑容表情術	趙薇妮著	160元
⑲心曠神怡減肥法	川津祐介著	130元
⑳內衣使妳更美麗	陳玄茹譯	130元
㉑瑜伽美姿美容	黃靜香編著	150元
㉒高雅女性裝扮學	陳珮玲譯	180元
㉓蠶糞肌膚美顏法	坂梨秀子著	160元
㉔認識妳的身體	李玉瓊譯	160元
㉕產後恢復苗條體態	居理安・芙萊喬著	200元
㉖正確護髮美容法	山崎伊久江著	180元
㉗安琪拉美姿養生學	安琪拉蘭斯博瑞著	180元
㉘女體性醫學剖析	增田豐著	220元
㉙懷孕與生產剖析	岡部綾子著	180元
㉚斷奶後的健康育兒	東城百合子著	220元
㉛引出孩子幹勁的責罵藝術	多湖輝著	170元

㉜培養孩子獨立的藝術	多湖輝著	170元
㉝子宮肌瘤與卵巢囊腫	陳秀琳編著	180元
㉞下半身減肥法	納他夏・史達賓著	180元
㉟女性自然美容法	吳雅菁編著	180元
㊱再也不發胖	池園悅太郎著	170元
㊲生男生女控制術	中垣勝裕著	220元
㊳使妳的肌膚更亮麗	楊　皓編著	170元
㊴臉部輪廓變美	芝崎義夫著	180元
㊵斑點、皺紋自己治療	高須克彌著	180元
㊶面皰自己治療	伊藤雄康著	180元
㊷隨心所欲瘦身冥想法	原久子著	180元
㊸胎兒革命	鈴木丈織著	180元
㊹NS磁氣平衡法塑造窈窕奇蹟	古屋和江著	180元

・青 春 天 地・電腦編號 17

①A血型與星座	柯素娥編譯	160元
②B血型與星座	柯素娥編譯	160元
③O血型與星座	柯素娥編譯	160元
④AB血型與星座	柯素娥編譯	120元
⑤青春期性教室	呂貴嵐編譯	130元
⑥事半功倍讀書法	王毅希編譯	150元
⑦難解數學破題	宋釗宜編譯	130元
⑧速算解題技巧	宋釗宜編譯	130元
⑨小論文寫作秘訣	林顯茂編譯	120元
⑪中學生野外遊戲	熊谷康編著	120元
⑫恐怖極短篇	柯素娥編譯	130元
⑬恐怖夜話	小毛驢編譯	130元
⑭恐怖幽默短篇	小毛驢編譯	120元
⑮黑色幽默短篇	小毛驢編譯	120元
⑯靈異怪談	小毛驢編譯	130元
⑰錯覺遊戲	小毛驢編譯	130元
⑱整人遊戲	小毛驢編著	150元
⑲有趣的超常識	柯素娥編譯	130元
⑳哦！原來如此	林慶旺編譯	130元
㉑趣味競賽100種	劉名揚編譯	120元
㉒數學謎題入門	宋釗宜編譯	150元
㉓數學謎題解析	宋釗宜編譯	150元
㉔透視男女心理	林慶旺編譯	120元
㉕少女情懷的自白	李桂蘭編譯	120元
㉖由兄弟姊妹看命運	李玉瓊編譯	130元

㉗趣味的科學魔術	林慶旺編譯	150元
㉘趣味的心理實驗室	李燕玲編譯	150元
㉙愛與性心理測驗	小毛驢編譯	130元
㉚刑案推理解謎	小毛驢編譯	130元
㉛偵探常識推理	小毛驢編譯	130元
㉜偵探常識解謎	小毛驢編譯	130元
㉝偵探推理遊戲	小毛驢編譯	130元
㉞趣味的超魔術	廖玉山編著	150元
㉟趣味的珍奇發明	柯素娥編著	150元
㊱登山用具與技巧	陳瑞菊編著	150元

•健 康 天 地• 電腦編號 18

①壓力的預防與治療	柯素娥編譯	130元
②超科學氣的魔力	柯素娥編譯	130元
③尿療法治病的神奇	中尾良一著	130元
④鐵證如山的尿療法奇蹟	廖玉山譯	120元
⑤一日斷食健康法	葉慈容編譯	150元
⑥胃部強健法	陳炳崑譯	120元
⑦癌症早期檢查法	廖松濤譯	160元
⑧老人痴呆症防止法	柯素娥編譯	130元
⑨松葉汁健康飲料	陳麗芬編譯	130元
⑩揉肚臍健康法	永井秋夫著	150元
⑪過勞死、猝死的預防	卓秀貞編譯	130元
⑫高血壓治療與飲食	藤山順豐著	150元
⑬老人看護指南	柯素娥編譯	150元
⑭美容外科淺談	楊啟宏著	150元
⑮美容外科新境界	楊啟宏著	150元
⑯鹽是天然的醫生	西英司郎著	140元
⑰年輕十歲不是夢	梁瑞麟譯	200元
⑱茶料理治百病	桑野和民著	180元
⑲綠茶治病寶典	桑野和民著	150元
⑳杜仲茶養顏減肥法	西田博著	150元
㉑蜂膠驚人療效	瀨長良三郎著	180元
㉒蜂膠治百病	瀨長良三郎著	180元
㉓醫藥與生活	鄭炳全著	180元
㉔鈣長生寶典	落合敏著	180元
㉕大蒜長生寶典	木下繁太郎著	160元
㉖居家自我健康檢查	石川恭三著	160元
㉗永恒的健康人生	李秀鈴譯	200元
㉘大豆卵磷脂長生寶典	劉雪卿譯	150元

㉙芳香療法	梁艾琳譯	160元
㉚醋長生寶典	柯素娥譯	180元
㉛從星座透視健康	席拉・吉蒂斯著	180元
㉜愉悅自在保健學	野本二士夫著	160元
㉝裸睡健康法	丸山淳士等著	160元
㉞糖尿病預防與治療	藤田順豐著	180元
㉟維他命長生寶典	菅原明子著	180元
㊱維他命C新效果	鐘文訓編	150元
㊲手、腳病理按摩	堤芳朗著	160元
㊳AIDS瞭解與預防	彼得塔歇爾著	180元
㊴甲殼質殼聚糖健康法	沈永嘉譯	160元
㊵神經痛預防與治療	木下真男著	160元
㊶室內身體鍛鍊法	陳炳崑編著	160元
㊷吃出健康藥膳	劉大器編著	180元
㊸自我指壓術	蘇燕謀編著	160元
㊹紅蘿蔔汁斷食療法	李玉瓊編著	150元
㊺洗心術健康秘法	竺翠萍編譯	170元
㊻枇杷葉健康療法	柯素娥編譯	180元
㊼抗衰血癒	楊啟宏著	180元
㊽與癌搏鬥記	逸見政孝著	180元
㊾冬蟲夏草長生寶典	高橋義博著	170元
㊿痔瘡・大腸疾病先端療法	宮島伸宜著	180元
51膠布治癒頑固慢性病	加瀨建造著	180元
52芝麻神奇健康法	小林貞作著	170元
53香煙能防止癡呆？	高田明和著	180元
54穀菜食治癌療法	佐藤成志著	180元
55貼藥健康法	松原英多著	180元
56克服癌症調和道呼吸法	帶津良一著	180元
57Ｂ型肝炎預防與治療	野村喜重郎著	180元
58青春永駐養生導引術	早島正雄著	180元
59改變呼吸法創造健康	原久子著	180元
60荷爾蒙平衡養生秘訣	出村博著	180元
61水美肌健康法	井戶勝富著	170元
62認識食物掌握健康	廖梅珠編著	170元
63痛風劇痛消除法	鈴木吉彥著	180元
64酸莖菌驚人療效	上田明彥著	180元
65大豆卵磷脂治現代病	神津健一著	200元
66時辰療法——危險時刻凌晨4時	呂建強等著	180元
67自然治癒力提升法	帶津良一著	180元
68巧妙的氣保健法	藤平墨子著	180元
69治癒Ｃ型肝炎	熊田博光著	180元

⑺肝臟病預防與治療	劉名揚編著	180元
⑻腰痛平衡療法	荒井政信著	180元
⑼根治多汗症、狐臭	稻葉益巳著	220元
⑽40歲以後的骨質疏鬆症	沈永嘉譯	180元
⑾認識中藥	松下一成著	180元
⑿認識氣的科學	佐佐木茂美著	180元
⒀我戰勝了癌症	安田伸著	180元
⒁斑點是身心的危險信號	中野進著	180元
⒂艾波拉病毒大震撼	玉川重德著	180元
⒃重新還我黑髮	桑名隆一郎著	180元
⒄身體節律與健康	林博史著	180元
⒅生薑治萬病	石原結實著	180元

•實用女性學講座•電腦編號 19

①解讀女性內心世界	島田一男著	150元
②塑造成熟的女性	島田一男著	150元
③女性整體裝扮學	黃靜香編著	180元
④女性應對禮儀	黃靜香編著	180元
⑤女性婚前必修	小野十傳著	200元
⑥徹底瞭解女人	田口二州著	180元
⑦拆穿女性謊言88招	島田一男著	200元
⑧解讀女人心	島田一男著	200元

•校 園 系 列•電腦編號 20

①讀書集中術	多湖輝著	150元
②應考的訣竅	多湖輝著	150元
③輕鬆讀書贏得聯考	多湖輝著	150元
④讀書記憶秘訣	多湖輝著	150元
⑤視力恢復！超速讀術	江錦雲譯	180元
⑥讀書36計	黃柏松編著	180元
⑦驚人的速讀術	鐘文訓編著	170元
⑧學生課業輔導良方	多湖輝著	180元
⑨超速讀超記憶法	廖松濤編著	180元
⑩速算解題技巧	宋釗宜編著	200元
⑪看圖學英文	陳炳崑編著	200元

•實用心理學講座•電腦編號 21

①拆穿欺騙伎倆	多湖輝著	140元

②創造好構想	多湖輝著	140元
③面對面心理術	多湖輝著	160元
④偽裝心理術	多湖輝著	140元
⑤透視人性弱點	多湖輝著	140元
⑥自我表現術	多湖輝著	180元
⑦不可思議的人性心理	多湖輝著	150元
⑧催眠術入門	多湖輝著	150元
⑨責罵部屬的藝術	多湖輝著	150元
⑩精神力	多湖輝著	150元
⑪厚黑說服術	多湖輝著	150元
⑫集中力	多湖輝著	150元
⑬構想力	多湖輝著	150元
⑭深層心理術	多湖輝著	160元
⑮深層語言術	多湖輝著	160元
⑯深層說服術	多湖輝著	180元
⑰掌握潛在心理	多湖輝著	160元
⑱洞悉心理陷阱	多湖輝著	180元
⑲解讀金錢心理	多湖輝著	180元
⑳拆穿語言圈套	多湖輝著	180元
㉑語言的內心玄機	多湖輝著	180元

•超現實心理講座•電腦編號 22

①超意識覺醒法	詹蔚芬編譯	130元
②護摩秘法與人生	劉名揚編譯	130元
③秘法！超級仙術入門	陸　明譯	150元
④給地球人的訊息	柯素娥編著	150元
⑤密教的神通力	劉名揚編著	130元
⑥神秘奇妙的世界	平川陽一著	180元
⑦地球文明的超革命	吳秋嬌譯	200元
⑧力量石的秘密	吳秋嬌譯	180元
⑨超能力的靈異世界	馬小莉譯	200元
⑩逃離地球毀滅的命運	吳秋嬌譯	200元
⑪宇宙與地球終結之謎	南山宏著	200元
⑫驚世奇功揭秘	傅起鳳著	200元
⑬啟發身心潛力心象訓練法	栗田昌裕著	180元
⑭仙道術遁甲法	高藤聰一郎著	220元
⑮神通力的秘密	中岡俊哉著	180元
⑯仙人成仙術	高藤聰一郎著	200元
⑰仙道符咒氣功法	高藤聰一郎著	220元
⑱仙道風水術尋龍法	高藤聰一郎著	200元

⑲仙道奇蹟超幻像	高藤聰一郎著	200元
⑳仙道鍊金術房中法	高藤聰一郎著	200元
㉑奇蹟超醫療治癒難病	深野一幸著	220元
㉒揭開月球的神秘力量	超科學研究會	180元
㉓西藏密教奧義	高藤聰一郎著	250元

・養 生 保 健・電腦編號 23

①醫療養生氣功	黃孝寬著	250元
②中國氣功圖譜	余功保著	230元
③少林醫療氣功精粹	井玉蘭著	250元
④龍形實用氣功	吳大才等著	220元
⑤魚戲增視強身氣功	宮　嬰著	220元
⑥嚴新氣功	前新培金著	250元
⑦道家玄牝氣功	張　章著	200元
⑧仙家秘傳袪病功	李遠國著	160元
⑨少林十大健身功	秦慶豐著	180元
⑩中國自控氣功	張明武著	250元
⑪醫療防癌氣功	黃孝寬著	250元
⑫醫療強身氣功	黃孝寬著	250元
⑬醫療點穴氣功	黃孝寬著	250元
⑭中國八卦如意功	趙維漢著	180元
⑮正宗馬禮堂養氣功	馬禮堂著	420元
⑯秘傳道家筋經內丹功	王慶餘著	280元
⑰三元開慧功	辛桂林著	250元
⑱防癌治癌新氣功	郭　林著	180元
⑲禪定與佛家氣功修煉	劉天君著	200元
⑳顛倒之術	梅自強著	360元
㉑簡明氣功辭典	吳家駿編	360元
㉒八卦三合功	張全亮著	230元
㉓朱砂掌健身養生功	楊　永著	250元
㉔抗老功	陳九鶴著	230元

・社會人智囊・電腦編號 24

①糾紛談判術	清水增三著	160元
②創造關鍵術	淺野八郎著	150元
③觀人術	淺野八郎著	180元
④應急詭辯術	廖英迪編著	160元
⑤天才家學習術	木原武一著	160元
⑥猫型狗式鑑人術	淺野八郎著	180元

⑦逆轉運掌握術	淺野八郎著	180元
⑧人際圓融術	澀谷昌三著	160元
⑨解讀人心術	淺野八郎著	180元
⑩與上司水乳交融術	秋元隆司著	180元
⑪男女心態定律	小田晉著	180元
⑫幽默說話術	林振輝編著	200元
⑬人能信賴幾分	淺野八郎著	180元
⑭我一定能成功	李玉瓊譯	180元
⑮獻給青年的嘉言	陳蒼杰譯	180元
⑯知人、知面、知其心	林振輝編著	180元
⑰塑造堅強的個性	坂上肇著	180元
⑱爲自己而活	佐藤綾子著	180元
⑲未來十年與愉快生活有約	船井幸雄著	180元
⑳超級銷售話術	杜秀卿譯	180元
㉑感性培育術	黃靜香編著	180元
㉒公司新鮮人的禮儀規範	蔡媛惠譯	180元
㉓傑出職員鍛鍊術	佐佐木正著	180元
㉔面談獲勝戰略	李芳黛譯	180元
㉕金玉良言撼人心	森純大著	180元
㉖男女幽默趣典	劉華亭編著	180元
㉗機智說話術	劉華亭編著	180元
㉘心理諮商室	柯素娥譯	180元
㉙如何在公司頭角崢嶸	佐佐木正著	180元
㉚機智應對術	李玉瓊編著	200元
㉛克服低潮良方	坂野雄二著	180元
㉜智慧型說話技巧	沈永嘉編著	元
㉝記憶力、集中力增進術	廖松濤編著	180元

・精 選 系 列・電腦編號 25

①毛澤東與鄧小平	渡邊利夫等著	280元
②中國大崩裂	江戶介雄著	180元
③台灣・亞洲奇蹟	上村幸治著	220元
④7-ELEVEN高盈收策略	國友隆一著	180元
⑤台灣獨立	森 詠著	200元
⑥迷失中國的末路	江戶雄介著	220元
⑦2000年5月全世界毀滅	紫藤甲子男著	180元
⑧失去鄧小平的中國	小島朋之著	220元
⑨世界史爭議性異人傳	桐生操著	200元
⑩淨化心靈享人生	松濤弘道著	220元
⑪人生心情診斷	賴藤和寬著	220元

⑫中美大決戰　檜山良昭著　220元

・運動遊戲・電腦編號26

①雙人運動　李玉瓊譯　160元
②愉快的跳繩運動　廖玉山譯　180元
③運動會項目精選　王佑京譯　150元
④肋木運動　廖玉山譯　150元
⑤測力運動　王佑宗譯　150元

・休閒娛樂・電腦編號27

①海水魚飼養法　田中智浩著　300元
②金魚飼養法　曾雪玫譯　250元
③熱門海水魚　毛利匡明著　480元
④愛犬的教養與訓練　池田好雄著　250元

・銀髮族智慧學・電腦編號28

①銀髮六十樂逍遙　多湖輝著　170元
②人生六十反年輕　多湖輝著　170元
③六十歲的決斷　多湖輝著　170元

・飲食保健・電腦編號29

①自己製作健康茶　大海淳著　220元
②好吃、具藥效茶料理　德永睦子著　220元
③改善慢性病健康藥草茶　吳秋嬌譯　200元
④藥酒與健康果菜汁　成玉編著　250元

・家庭醫學保健・電腦編號30

①女性醫學大全　雨森良彥著　380元
②初爲人父育兒寶典　小瀧周曹著　220元
③性活力強健法　相建華著　220元
④30歲以上的懷孕與生產　李芳黛編著　220元
⑤舒適的女性更年期　野末悅子著　200元
⑥夫妻前戲的技巧　笠井寬司著　200元
⑦病理足穴按摩　金慧明著　220元
⑧爸爸的更年期　河野孝旺著　200元
⑨橡皮帶健康法　山田晶著　200元

⑩33天健美減肥	相建華等著	180元
⑪男性健美入門	孫玉祿編著	180元
⑫強化肝臟秘訣	主婦の友社編	200元
⑬了解藥物副作用	張果馨譯	200元
⑭女性醫學小百科	松山榮吉著	200元
⑮左轉健康秘訣	龜田修等著	200元
⑯實用天然藥物	鄭炳全編著	260元
⑰神秘無痛平衡療法	林宗駛著	180元
⑱膝蓋健康法	張果馨譯	180元

・心 靈 雅 集・電腦編號 00

①禪言佛語看人生	松濤弘道著	180元
②禪密教的奧秘	葉逯謙譯	120元
③觀音大法力	田口日勝著	120元
④觀音法力的大功德	田口日勝著	120元
⑤達摩禪106智慧	劉華亭編譯	220元
⑥有趣的佛教研究	葉逯謙編譯	170元
⑦夢的開運法	蕭京凌譯	130元
⑧禪學智慧	柯素娥編譯	130元
⑨女性佛教入門	許俐萍譯	110元
⑩佛像小百科	心靈雅集編譯組	130元
⑪佛教小百科趣談	心靈雅集編譯組	120元
⑫佛教小百科漫談	心靈雅集編譯組	150元
⑬佛教知識小百科	心靈雅集編譯組	150元
⑭佛學名言智慧	松濤弘道著	220元
⑮釋迦名言智慧	松濤弘道著	220元
⑯活人禪	平田精耕著	120元
⑰坐禪入門	柯素娥編譯	150元
⑱現代禪悟	柯素娥編譯	130元
⑲道元禪師語錄	心靈雅集編譯組	130元
⑳佛學經典指南	心靈雅集編譯組	130元
㉑何謂「生」　阿含經	心靈雅集編譯組	150元
㉒一切皆空　般若心經	心靈雅集編譯組	150元
㉓超越迷惘　法句經	心靈雅集編譯組	130元
㉔開拓宇宙觀　華嚴經	心靈雅集編譯組	180元
㉕真實之道　法華經	心靈雅集編譯組	130元
㉖自由自在　涅槃經	心靈雅集編譯組	130元
㉗沈默的教示　維摩經	心靈雅集編譯組	150元
㉘開通心眼　佛語佛戒	心靈雅集編譯組	130元
㉙揭秘寶庫　密教經典	心靈雅集編譯組	180元

㉚坐禪與養生	廖松濤譯	110元
㉛釋尊十戒	柯素娥編譯	120元
㉜佛法與神通	劉欣如編著	120元
㉝悟（正法眼藏的世界）	柯素娥編譯	120元
㉞只管打坐	劉欣如編著	120元
㉟喬答摩・佛陀傳	劉欣如編著	120元
㊱唐玄奘留學記	劉欣如編著	120元
㊲佛教的人生觀	劉欣如編譯	110元
㊳無門關（上卷）	心靈雅集編譯組	150元
㊴無門關（下卷）	心靈雅集編譯組	150元
㊵業的思想	劉欣如編著	130元
㊶佛法難學嗎	劉欣如著	140元
㊷佛法實用嗎	劉欣如著	140元
㊸佛法殊勝嗎	劉欣如著	140元
㊹因果報應法則	李常傳編	180元
㊺佛教醫學的奧秘	劉欣如編著	150元
㊻紅塵絕唱	海　若著	130元
㊼佛教生活風情	洪丕謨、姜玉珍著	220元
㊽行住坐臥有佛法	劉欣如著	160元
㊾起心動念是佛法	劉欣如著	160元
㊿四字禪語	曹洞宗青年會	200元
51妙法蓮華經	劉欣如編著	160元
52根本佛教與大乘佛教	葉作森編	180元
53大乘佛經	定方晟著	180元
54須彌山與極樂世界	定方晟著	180元
55阿闍世的悟道	定方晟著	180元
56金剛經的生活智慧	劉欣如著	180元

・經　營　管　理・電腦編號01

◎創新經營管理六十六大計（精）	蔡弘文編	780元
①如何獲取生意情報	蘇燕謀譯	110元
②經濟常識問答	蘇燕謀譯	130元
④台灣商戰風雲錄	陳中雄著	120元
⑤推銷大王秘錄	原一平著	180元
⑥新創意・賺大錢	王家成譯	90元
⑦工廠管理新手法	琪　輝著	120元
⑨經營參謀	柯順隆譯	120元
⑩美國實業24小時	柯順隆譯	80元
⑪撼動人心的推銷法	原一平著	150元
⑫高竿經營法	蔡弘文編	120元

⑬如何掌握顧客	柯順隆譯	150元
⑭一等一賺錢策略	蔡弘文編	120元
⑯成功經營妙方	鐘文訓著	120元
⑰一流的管理	蔡弘文編	150元
⑱外國人看中韓經濟	劉華亭譯	150元
⑳突破商場人際學	林振輝編著	90元
㉑無中生有術	琪輝編著	140元
㉒如何使女人打開錢包	林振輝編著	100元
㉓操縱上司術	邑井操著	90元
㉔小公司經營策略	王嘉誠著	160元
㉕成功的會議技巧	鐘文訓編譯	100元
㉖新時代老闆學	黃柏松編著	100元
㉗如何創造商場智囊團	林振輝編譯	150元
㉘十分鐘推銷術	林振輝編譯	180元
㉙五分鐘育才	黃柏松編譯	100元
㉚成功商場戰術	陸明編譯	100元
㉛商場談話技巧	劉華亭編譯	120元
㉜企業帝王學	鐘文訓譯	90元
㉝自我經濟學	廖松濤編譯	100元
㉞一流的經營	陶田生編著	120元
㉟女性職員管理術	王昭國編譯	120元
㊱ＩＢＭ的人事管理	鐘文訓編譯	150元
㊲現代電腦常識	王昭國編譯	150元
㊳電腦管理的危機	鐘文訓編譯	120元
㊴如何發揮廣告效果	王昭國編譯	150元
㊵最新管理技巧	王昭國編譯	150元
㊶一流推銷術	廖松濤編譯	150元
㊷包裝與促銷技巧	王昭國編譯	130元
㊸企業王國指揮塔	松下幸之助著	120元
㊹企業精銳兵團	松下幸之助著	120元
㊺企業人事管理	松下幸之助著	100元
㊻華僑經商致富術	廖松濤編譯	130元
㊼豐田式銷售技巧	廖松濤編譯	180元
㊽如何掌握銷售技巧	王昭國編著	130元
㊿洞燭機先的經營	鐘文訓編譯	150元
⑸新世紀的服務業	鐘文訓編譯	100元
⑸成功的領導者	廖松濤編譯	120元
⑸女推銷員成功術	李玉瓊編譯	130元
⑸ＩＢＭ人才培育術	鐘文訓編譯	100元
⑸企業人自我突破法	黃琪輝編著	150元
⑸財富開發術	蔡弘文編著	130元

⑲成功的店舖設計	鐘文訓編著	150元
⑥企管回春法	蔡弘文編著	130元
⑥小企業經營指南	鐘文訓編譯	100元
⑥商場致勝名言	鐘文訓編譯	150元
⑥迎接商業新時代	廖松濤編譯	100元
⑥新手股票投資入門	何朝乾　編	200元
⑥上揚股與下跌股	何朝乾編譯	180元
⑥股票速成學	何朝乾編譯	200元
⑥理財與股票投資策略	黃俊豪編著	180元
⑦黃金投資策略	黃俊豪編著	180元
⑦厚黑管理學	廖松濤編譯	180元
⑦股市致勝格言	呂梅莎編譯	180元
⑦透視西武集團	林谷燁編譯	150元
⑦巡迴行銷術	陳蒼杰譯	150元
⑦推銷的魔術	王嘉誠譯	120元
⑦60秒指導部屬	周蓮芬編譯	150元
⑦精銳女推銷員特訓	李玉瓊編譯	130元
⑧企劃、提案、報告圖表的技巧	鄭　汶　譯	180元
⑧海外不動產投資	許達守編譯	150元
⑧八百件的世界策略	李玉瓊譯	150元
⑧服務業品質管理	吳宜芬譯	180元
⑧零庫存銷售	黃東謙編譯	150元
⑧三分鐘推銷管理	劉名揚編譯	150元
⑧推銷大王奮鬥史	原一平著	150元
⑧豐田汽車的生產管理	林谷燁編譯	150元

•成功寶庫•電腦編號 02

①上班族交際術	江森滋著	100元
②拍馬屁訣竅	廖玉山編譯	110元
④聽話的藝術	歐陽輝編譯	110元
⑨求職轉業成功術	陳　義編著	110元
⑩上班族禮儀	廖玉山編著	120元
⑪接近心理學	李玉瓊編著	100元
⑫創造自信的新人生	廖松濤編著	120元
⑭上班族如何出人頭地	廖松濤編著	100元
⑮神奇瞬間瞑想法	廖松濤編譯	100元
⑯人生成功之鑰	楊意苓編著	150元
⑲給企業人的諍言	鐘文訓編著	120元
⑳企業家自律訓練法	陳　義編譯	100元
㉑上班族妖怪學	廖松濤編著	100元

㉒猶太人縱橫世界的奇蹟	孟佑政編著	110元
㉓訪問推銷術	黃静香編著	130元
㉕你是上班族中強者	嚴思圖編著	100元
㉖向失敗挑戰	黃静香編著	100元
㉚成功頓悟100則	蕭京凌編譯	130元
㉛掌握好運100則	蕭京凌編譯	110元
㉜知性幽默	李玉瓊編譯	130元
㉝熟記對方絕招	黃静香編譯	100元
㉞男性成功秘訣	陳蒼杰編譯	130元
㊱業務員成功秘方	李玉瓊編著	120元
㊲察言觀色的技巧	劉華亭編著	180元
㊳一流領導力	施義彥編譯	120元
㊴一流說服力	李玉瓊編著	130元
㊵30秒鐘推銷術	廖松濤編譯	150元
㊶猶太成功商法	周蓮芬編譯	120元
㊷尖端時代行銷策略	陳蒼杰編著	100元
㊸顧客管理學	廖松濤編著	100元
㊹如何使對方說Yes	程　羲編著	150元
㊺如何提高工作效率	劉華亭編著	150元
㊼上班族口才學	楊鴻儒譯	120元
㊽上班族新鮮人須知	程　羲編著	120元
㊾如何左右逢源	程　羲編著	130元
㊿語言的心理戰	多湖輝著	130元
(51)扣人心弦演說術	劉名揚編著	120元
(55)性惡企業管理學	陳蒼杰譯	130元
(56)自我啟發200招	楊鴻儒編著	150元
(57)做個傑出女職員	劉名揚編著	130元
(58)靈活的集團營運術	楊鴻儒編著	120元
(60)個案研究活用法	楊鴻儒編著	130元
(61)企業教育訓練遊戲	楊鴻儒編著	120元
(62)管理者的智慧	程　義編譯	130元
(63)做個佼佼管理者	馬筱莉編譯	130元
(66)活用佛學於經營	松濤弘道著	150元
(67)活用禪學於企業	柯素娥編譯	130元
(68)詭辯的智慧	沈永嘉編譯	150元
(69)幽默詭辯術	廖玉山編譯	150元
(70)拿破崙智慧箴言	柯素娥編譯	130元
(71)自我培育・超越	蕭京凌編譯	150元
(74)時間即一切	沈永嘉編譯	130元
(75)自我脫胎換骨	柯素娥譯	150元
(76)贏在起跑點—人才培育鐵則	楊鴻儒編譯	150元

⑦⑦做一枚活棋	李玉瓊編譯	130元
⑦⑧面試成功戰略	柯素娥編譯	130元
⑦⑨自我介紹與社交禮儀	柯素娥編譯	150元
⑧⓪說NO的技巧	廖玉山編譯	130元
⑧①瞬間攻破心防法	廖玉山編譯	120元
⑧②改變一生的名言	李玉瓊編譯	130元
⑧③性格性向創前程	楊鴻儒編譯	130元
⑧④訪問行銷新竅門	廖玉山編譯	150元
⑧⑤無所不達的推銷話術	李玉瓊編譯	150元

・處 世 智 慧・電腦編號 03

①如何改變你自己	陸明編譯	120元
⑥靈感成功術	譚繼山編譯	80元
⑧扭轉一生的五分鐘	黃柏松編譯	100元
⑩現代人的詭計	林振輝譯	100元
⑫如何利用你的時間	蘇遠謀譯	80元
⑬口才必勝術	黃柏松編譯	120元
⑭女性的智慧	譚繼山編譯	90元
⑮如何突破孤獨	張文志編譯	80元
⑯人生的體驗	陸明編譯	80元
⑰微笑社交術	張芳明譯	90元
⑱幽默吹牛術	金子登著	90元
⑲攻心說服術	多湖輝著	100元
⑳當機立斷	陸明編譯	70元
㉑勝利者的戰略	宋恩臨編譯	80元
㉒如何交朋友	安紀芳編著	70元
㉓鬥智奇謀（諸葛孔明兵法）	陳炳崑著	70元
㉔慧心良言	亦　奇著	80元
㉕名家慧語	蔡逸鴻主編	90元
㉗稱霸者啟示金言	黃柏松編譯	90元
㉘如何發揮你的潛能	陸明編譯	90元
㉙女人身態語言學	李常傳譯	130元
㉚摸透女人心	張文志譯	90元
㉛現代戀愛秘訣	王家成譯	70元
㉜給女人的悄悄話	妮倩編譯	90元
㉞如何開拓快樂人生	陸明編譯	90元
㉟驚人時間活用法	鐘文訓譯	80元
㊱成功的捷徑	鐘文訓譯	70元
㊲幽默逗笑術	林振輝著	120元
㊳活用血型讀書法	陳炳崑譯	80元

㊴心　燈	葉于模著	100元
㊵當心受騙	林顯茂譯	90元
㊶心・體・命運	蘇燕謀譯	70元
㊷如何使頭腦更敏銳	陸明編譯	70元
㊸宮本武藏五輪書金言錄	宮本武藏著	100元
㊺勇者的智慧	黃柏松編譯	80元
㊼成熟的愛	林振輝譯	120元
㊽現代女性駕馭術	蔡德華著	90元
㊾禁忌遊戲	酒井潔著	90元
52摸透男人心	劉華亭編譯	80元
53如何達成願望	謝世輝著	90元
54創造奇蹟的「想念法」	謝世輝著	90元
55創造成功奇蹟	謝世輝著	90元
57幻想與成功	廖松濤譯	80元
58反派角色的啟示	廖松濤編譯	70元
59現代女性須知	劉華亭編著	75元
62如何突破內向	姜倩怡編譯	110元
64讀心術入門	王家成編譯	100元
65如何解除內心壓力	林美羽編著	110元
66取信於人的技巧	多湖輝著	110元
67如何培養堅強的自我	林美羽編著	90元
68自我能力的開拓	卓一凡編著	110元
70縱橫交涉術	嚴思圖編著	90元
71如何培養妳的魅力	劉文珊編著	90元
72魅力的力量	姜倩怡編著	90元
75個性膽怯者的成功術	廖松濤編譯	100元
76人性的光輝	文可式編著	90元
79培養靈敏頭腦秘訣	廖玉山編著	90元
80夜晚心理術	鄭秀美編譯	80元
81如何做個成熟的女性	李玉瓊編著	80元
82現代女性成功術	劉文珊編著	90元
83成功說話技巧	梁惠珠編譯	100元
84人生的真諦	鐘文訓編譯	100元
85妳是人見人愛的女孩	廖松濤編著	120元
87指尖・頭腦體操	蕭京凌編譯	90元
88電話應對禮儀	蕭京凌編著	120元
89自我表現的威力	廖松濤編譯	100元
90名人名語啟示錄	喬家楓編著	100元
91男與女的哲思	程鐘梅編譯	110元
92靈思慧語	牧　風著	110元
93心靈夜語	牧　風著	100元

㉔激盪腦力訓練	廖松濤編譯	100元
㉕三分鐘頭腦活性法	廖玉山編譯	110元
㉖星期一的智慧	廖玉山編譯	100元
㉗溝通說服術	賴文琇編譯	100元

•健康與美容•電腦編號04

③媚酒傳（中國王朝秘酒）	陸明主編	120元
⑤中國回春健康術	蔡一藩著	100元
⑥奇蹟的斷食療法	蘇燕謀譯	130元
⑧健美食物法	陳炳崑譯	120元
⑨驚異的漢方療法	唐龍編著	90元
⑩不老強精食	唐龍編著	100元
⑫五分鐘跳繩健身法	蘇明達譯	100元
⑬睡眠健康法	王家成譯	80元
⑭你就是名醫	張芳明譯	90元
⑮如何保護你的眼睛	蘇燕謀譯	70元
⑲釋迦長壽健康法	譚繼山譯	90元
⑳腳部按摩健康法	譚繼山譯	120元
㉑自律健康法	蘇明達譯	90元
㉓身心保健座右銘	張仁福著	160元
㉔腦中風家庭看護與運動治療	林振輝譯	100元
㉕秘傳醫學人相術	成玉主編	120元
㉖導引術入門(1)治療慢性病	成玉主編	110元
㉗導引術入門(2)健康・美容	成玉主編	110元
㉘導引術入門(3)身心健康法	成玉主編	110元
㉙妙用靈藥・蘆薈	李常傳譯	150元
㉚萬病回春百科	吳通華著	150元
㉛初次懷孕的10個月	成玉編譯	130元
㉜中國秘傳氣功治百病	陳炳崑編譯	130元
㉟仙人長生不老學	陸明編譯	100元
㊱釋迦秘傳米粒刺激法	鐘文訓譯	120元
㊲痔・治療與預防	陸明編譯	130元
㊳自我防身絕技	陳炳崑編譯	120元
㊴運動不足時疲勞消除法	廖松濤譯	110元
㊵三溫暖健康法	鐘文訓編譯	90元
㊸維他命與健康	鐘文訓譯	150元
㊺森林浴—綠的健康法	劉華亭編譯	80元
㊼導引術入門(4)酒浴健康法	成玉主編	90元
㊽導引術入門(5)不老回春法	成玉主編	90元
㊾山白竹（劍竹）健康法	鐘文訓譯	90元

(50)解救你的心臟	鐘文訓編譯	100元
(51)牙齒保健法	廖玉山譯	90元
(52)超人氣功法	陸明編譯	110元
(54)借力的奇蹟(1)	力拔山著	100元
(55)借力的奇蹟(2)	力拔山著	100元
(56)五分鐘小睡健康法	呂添發撰	120元
(57)禿髮、白髮預防與治療	陳炳崑撰	120元
(59)艾草健康法	張汝明編譯	90元
(60)一分鐘健康診斷	蕭京凌編譯	90元
(61)念術入門	黃靜香編譯	90元
(62)念術健康法	黃靜香編譯	90元
(63)健身回春法	梁惠珠編譯	100元
(64)姿勢養生法	黃秀娟編譯	90元
(65)仙人瞑想法	鐘文訓譯	120元
(66)人蔘的神效	林慶旺譯	100元
(67)奇穴治百病	吳通華著	120元
(68)中國傳統健康法	靳海東著	100元
(71)酵素健康法	楊　皓編譯	120元
(73)腰痛預防與治療	五味雅吉著	130元
(74)如何預防心臟病・腦中風	譚定長等著	100元
(75)少女的生理秘密	蕭京凌譯	120元
(76)頭部按摩與針灸	楊鴻儒譯	100元
(77)雙極療術入門	林聖道著	100元
(78)氣功自療法	梁景蓮著	120元
(79)大蒜健康法	李玉瓊編譯	100元
(81)健胸美容秘訣	黃靜香譯	120元
(82)鍺奇蹟療效	林宏儒譯	120元
(83)三分鐘健身運動	廖玉山譯	120元
(84)尿療法的奇蹟	廖玉山譯	120元
(85)神奇的聚積療法	廖玉山譯	120元
(86)預防運動傷害伸展體操	楊鴻儒編譯	120元
(88)五日就能改變你	柯素娥譯	110元
(89)三分鐘氣功健康法	陳美華譯	120元
(91)道家氣功術	早島正雄著	130元
(92)氣功減肥術	早島正雄著	120元
(93)超能力氣功法	柯素娥譯	130元
(94)氣的瞑想法	早島正雄著	120元

・家庭／生活・電腦編號 05

①單身女郎生活經驗談	廖玉山編著	100元

②血型・人際關係	黃靜編著	120元
③血型・妻子	黃靜編著	110元
④血型・丈夫	廖玉山編譯	130元
⑤血型・升學考試	沈永嘉編譯	120元
⑥血型・臉型・愛情	鐘文訓編譯	120元
⑦現代社交須知	廖松濤編譯	100元
⑧簡易家庭按摩	鐘文訓編譯	150元
⑨圖解家庭看護	廖玉山編譯	120元
⑩生男育女隨心所欲	岡正基編著	160元
⑪家庭急救治療法	鐘文訓編著	100元
⑫新孕婦體操	林曉鐘譯	120元
⑬從食物改變個性	廖玉山編譯	100元
⑭藥草的自然療法	東城百合子著	200元
⑮糙米菜食與健康料理	東城百合子著	180元
⑯現代人的婚姻危機	黃　靜編著	90元
⑰親子遊戲　０歲	林慶旺編譯	100元
⑱親子遊戲　１～２歲	林慶旺編譯	110元
⑲親子遊戲　３歲	林慶旺編譯	100元
⑳女性醫學新知	林曉鐘編譯	130元
㉑媽媽與嬰兒	張汝明編譯	180元
㉒生活智慧百科	黃　靜編譯	100元
㉓手相・健康・你	林曉鐘編譯	120元
㉔菜食與健康	張汝明編譯	110元
㉕家庭素食料理	陳東達著	140元
㉖性能力活用秘法	米開・尼里著	150元
㉗兩性之間	林慶旺編譯	120元
㉘性感經穴健康法	蕭京凌編譯	150元
㉙幼兒推拿健康法	蕭京凌編譯	100元
㉚談中國料理	丁秀山編著	100元
㉛舌技入門	增田豐　著	160元
㉜預防癌症的飲食法	黃靜香編譯	150元
㉝性與健康寶典	黃靜香編譯	180元
㉞正確避孕法	蕭京凌編譯	180元
㉟吃的更漂亮美容食譜	楊萬里著	120元
㊱圖解交際舞速成	鐘文訓編譯	150元
㊲觀相導引術	沈永嘉譯	130元
㊳初為人母12個月	陳義譯	180元
㊴圖解麻將入門	顧安行編譯	160元
㊵麻將必勝秘訣	石利夫編譯	160元
㊶女性一生與漢方	蕭京凌編譯	100元
㊷家電的使用與修護	鐘文訓編譯	160元

㊸錯誤的家庭醫療法	鐘文訓編譯	100元
㊹簡易防身術	陳慧珍編譯	150元
㊺茶健康法	鐘文訓編譯	130元
㊻雞尾酒大全	劉雪卿譯	180元
㊼生活的藝術	沈永嘉編著	120元
㊽雜草雜果健康法	沈永嘉編著	120元
㊾如何選擇理想妻子	荒谷慈著	110元
㊿如何選擇理想丈夫	荒谷慈著	110元
51中國食與性的智慧	根本光人著	150元
52開運法話	陳宏男譯	100元
53禪語經典＜上＞	平田精耕著	150元
54禪語經典＜下＞	平田精耕著	150元
55手掌按摩健康法	鐘文訓譯	180元
56脚底按摩健康法	鐘文訓譯	150元
57仙道運氣健身法	李玉瓊譯	150元
58健心、健體呼吸法	蕭京凌譯	120元
59自彊術入門	蕭京凌譯	120元
60指技入門	增田豐著	160元
61下半身鍛鍊法	增田豐著	180元
62表象式學舞法	黃靜香編譯	180元
63圖解家庭瑜伽	鐘文訓譯	130元
64食物治療寶典	黃靜香編譯	130元
65智障兒保育入門	楊鴻儒譯	130元
66自閉兒童指導入門	楊鴻儒譯	180元
67乳癌發現與治療	黃靜香譯	130元
68盆栽培養與欣賞	廖啟新編譯	180元
69世界手語入門	蕭京凌編譯	180元
70賽馬必勝法	李錦雀編譯	200元
71中藥健康粥	蕭京凌編譯	120元
72健康食品指南	劉文珊編譯	130元
73健康長壽飲食法	鐘文訓編譯	150元
74夜生活規則	增田豐著	160元
75自製家庭食品	鐘文訓編譯	200元
76仙道帝王招財術	廖玉山譯	130元
77「氣」的蓄財術	劉名揚譯	130元
78佛教健康法入門	劉名揚譯	130元
79男女健康醫學	郭汝蘭譯	150元
80成功的果樹培育法	張煌編譯	130元
81實用家庭菜園	孔翔儀編譯	130元
82氣與中國飲食法	柯素娥編譯	130元
83世界生活趣譚	林其英著	160元

㉞胎教二八〇天	鄭淑美譯	180元
㉟酒自己動手釀	柯素娥編著	160元
㊱自己動「手」健康法	劉雪卿譯	160元
㊲香味活用法	森田洋子著	160元
㊳寰宇趣聞搜奇	林其英著	200元
㊴手指回旋健康法	栗田昌裕著	200元
㊵家庭巧妙收藏	蘇秀玉譯	200元
㊶餐桌禮儀入門	風間璋子著	200元
㊷住宅設計要訣	吉田春美著	200元

•命 理 與 預 言• 電腦編號06

①星座算命術	張文志譯	120元
②中國式面相學入門	蕭京凌編著	180元
③圖解命運學	陸明編著	200元
④中國秘傳面相術	陳炳崑編著	110元
⑤13星座占星術	馬克•矢崎著	200元
⑥命名彙典	水雲居士編著	180元
⑦簡明紫微斗術命運學	唐龍編著	220元
⑧住宅風水吉凶判斷法	琪輝編譯	180元
⑨鬼谷算命秘術	鬼谷子著	200元
⑩密教開運咒法	中岡俊哉著	250元
⑪女性星魂術	岩滿羅門著	200元
⑫簡明四柱推命學	李常傳編譯	150元
⑬手相鑑定奧秘	高山東明著	200元
⑭簡易精確手相	高山東明著	200元
⑮13星座戀愛占卜	彤雲編譯組	200元
⑯女巫的咒法	柯素娥譯	230元
⑰六星命運占卜學	馬文莉編著	230元
⑱樸克牌占卜入門	王家成譯	100元
⑲Ａ血型與十二生肖	鄒雲英編譯	90元
⑳Ｂ血型與十二生肖	鄒雲英編譯	90元
㉑Ｏ血型與十二生肖	鄒雲英編譯	100元
㉒ＡＢ血型與十二生肖	鄒雲英編譯	90元
㉓筆跡占卜學	周子敬著	220元
㉔神秘消失的人類	林達中譯	80元
㉕世界之謎與怪談	陳炳崑譯	80元
㉖符咒術入門	柳玉山人編	150元
㉗神奇的白符咒	柳玉山人編	160元
㉘神奇的紫符咒	柳玉山人編	200元
㉙秘咒魔法開運術	吳慧鈴編譯	180元

㉚諾米空秘咒法	馬克・矢崎著	220元
㉛改變命運的手相術	鐘文訓編著	120元
㉜黃帝手相占術	鮑黎明著	230元
㉝惡魔的咒法	杜美芳譯	230元
㉞脚相開運術	王瑞禎譯	130元
㉟面相開運術	許麗玲譯	150元
㊱房屋風水與運勢	邱震睿編譯	160元
㊲商店風水與運勢	邱震睿編譯	200元
㊳諸葛流天文遁甲	巫立華譯	150元
㊴聖帝五龍占術	廖玉山譯	180元
㊵萬能神算	張助馨編著	120元
㊶神祕的前世占卜	劉名揚譯	150元
㊷諸葛流奇門遁甲	巫立華譯	150元
㊸諸葛流四柱推命	巫立華譯	180元
㊹室內擺設創好運	小林祥晃著	200元
㊺室內裝潢開運法	小林祥晃著	230元
㊻新・大開運吉方位	小林祥晃著	200元
㊼風水的奧義	小林祥晃著	200元
㊽開運風水收藏術	小林祥晃著	200元
㊾商場開運風水術	小林祥晃著	200元
㊿骰子開運易占	立野清隆著	250元

・教 養 特 輯・電腦編號 07

①管教子女絕招	多湖輝著	70元
⑤如何教育幼兒	林振輝譯	80元
⑥看圖學英文	陳炳崑編著	90元
⑦關心孩子的眼睛	陸明編	70元
⑧如何生育優秀下一代	邱夢蕾編著	100元
⑩現代育兒指南	劉華亭編譯	90元
⑫如何培養自立的下一代	黃靜香編譯	80元
⑭教養孩子的母親暗示法	多湖輝著	90元
⑮奇蹟教養法	鐘文訓編譯	90元
⑯慈父嚴母的時代	多湖輝著	90元
⑰如何發現問題兒童的才智	林慶旺譯	100元
⑱再見！夜尿症	黃靜香編譯	90元
⑲育兒新智慧	黃靜編譯	90元
⑳長子培育術	劉華亭編譯	80元
㉑親子運動遊戲	蕭京凌編譯	90元
㉒一分鐘刺激會話法	鐘文訓編著	90元
㉓啟發孩子讀書的興趣	李玉瓊編著	100元

國家圖書館出版品預行編目資料

了解藥物副作用／吉成昌郎、堀美智子著，
張果馨譯，一初版，一臺北市，大展，民86
200面；　公分一（家庭醫學保健；13）
譯自：くすりの副作用がわかる本
ISBN 957-557-740-X（平裝）
1. 藥性（西醫）
418.2　86008012

Original Japanese edition published by Longsellers Co., Ltd.
Chinese translation rights arranged with Longsellers Co., Ltd.
through Japan Foreign-Rights Centre/Keio Cultural Enterprise Co., Ltd.

版權仲介：京王文化事業有限公司

ISBN 957-557-740-X

了解藥物副作用

原著者／吉成昌郎、堀美智子
編譯者／張　果　馨
發行人／蔡　森　明
出版者／大展出版社有限公司
社　址／台北市北投區（石牌）致遠一路二段12巷1號
電　話／(02) 8236031・8236033
傳　眞／(02) 8272069
郵政劃撥／0166955－1
登記證／局版臺業字第2171號
承印者／國順圖書印刷公司
裝　訂／嶸興裝訂有限公司
排版者／千兵企業有限公司
電　話／(02) 8812643
初版1刷／1997年（民86年）7月

定　價／200元

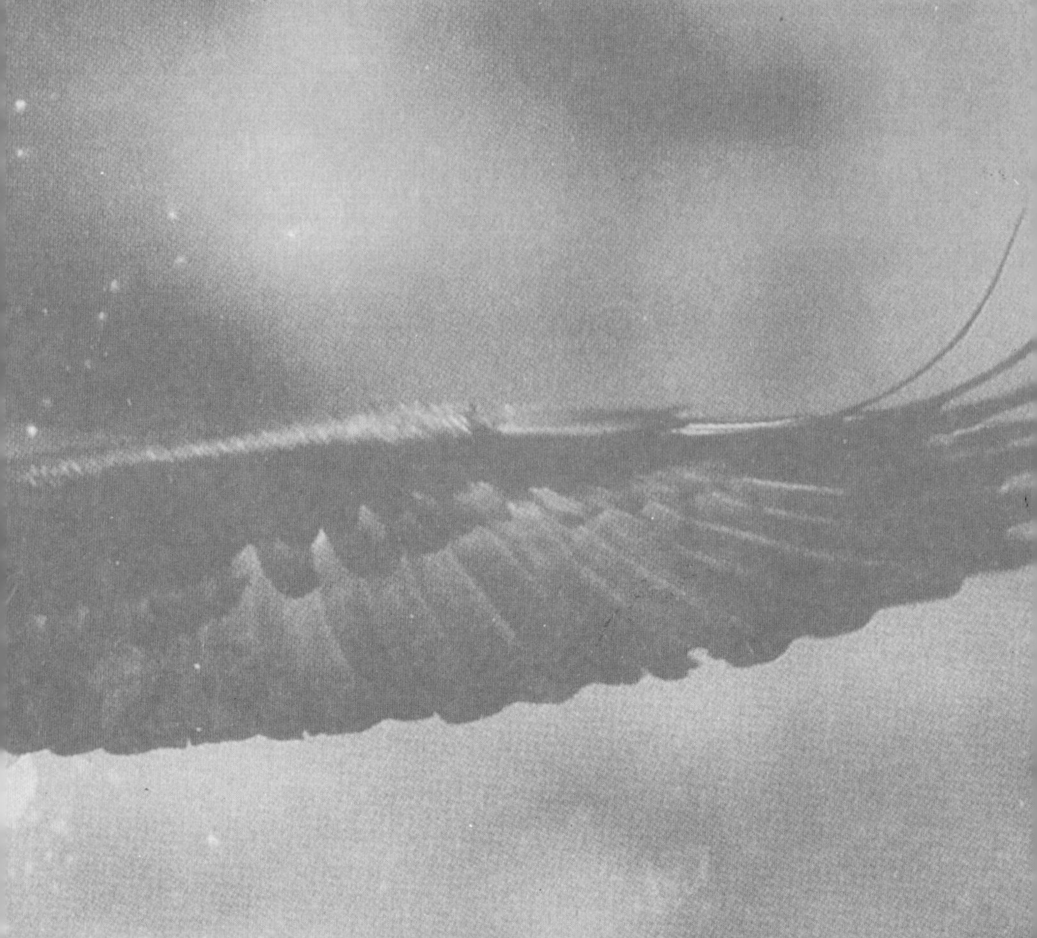

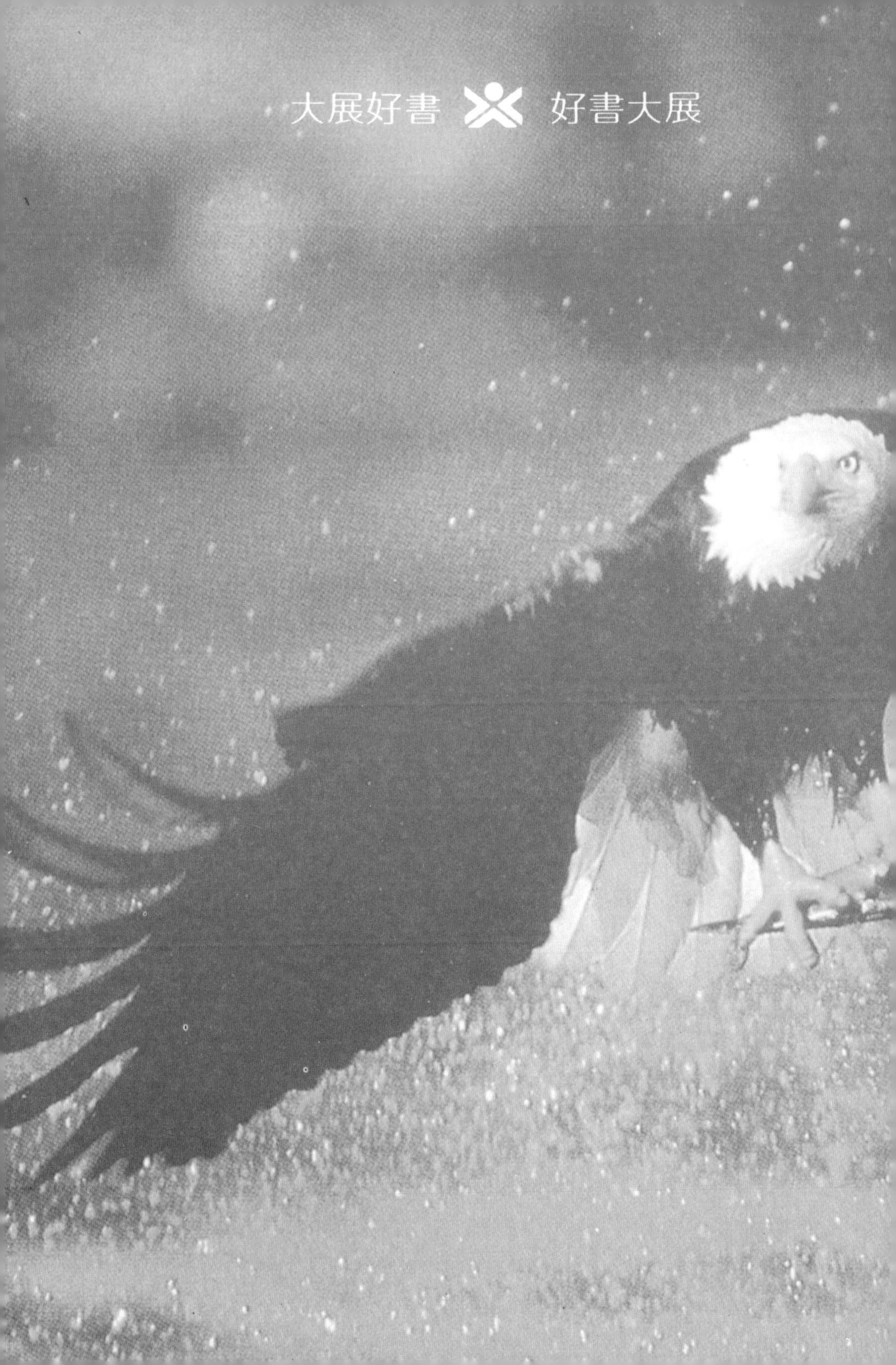

大展好書 好書大展